FÜR ELSE

INHALTSVERZEICHNIS

VORWORT & DISCLAIMER

Was Du am Anfang wissen musst

Ich danke Dir dafür, dass Du dieses Buch heruntergeladen hast.

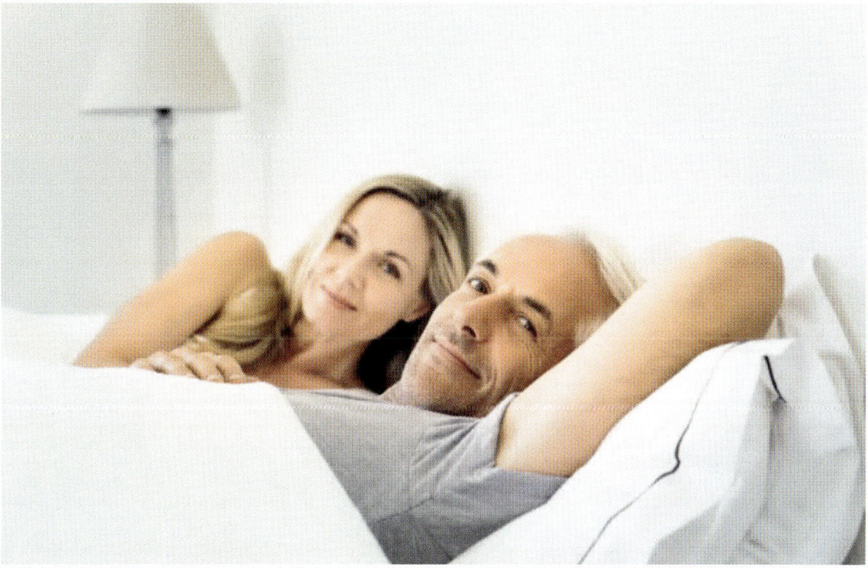

Mir ist es wichtig, dass Du weißt, dass ich Dir mit diesem Buch keine medizinischen Ratschläge erteilen will und auch nicht darf. Im Zweifel musst Du immer einen ausgewählten Mediziner oder zumindest einen Apotheker befragen und von Selbstversuchen absehen. Ich weise jede Verantwortung von mir und möchte ausdrücklich zu verstehen geben, dass ich **kein Arzt und kein Apotheker bin** und lediglich aus Erfahrungswerten schöpfe und Dir nach bestem Wissen und Gewissen meine Maßnahmen erkläre.

Und jetzt:

Genieße den Weg raus aus der Impotenz!

Herzlichst – David Emmerich

WAS IST EINE EREKTILE DYSFUNKTION (‚ED‘)?

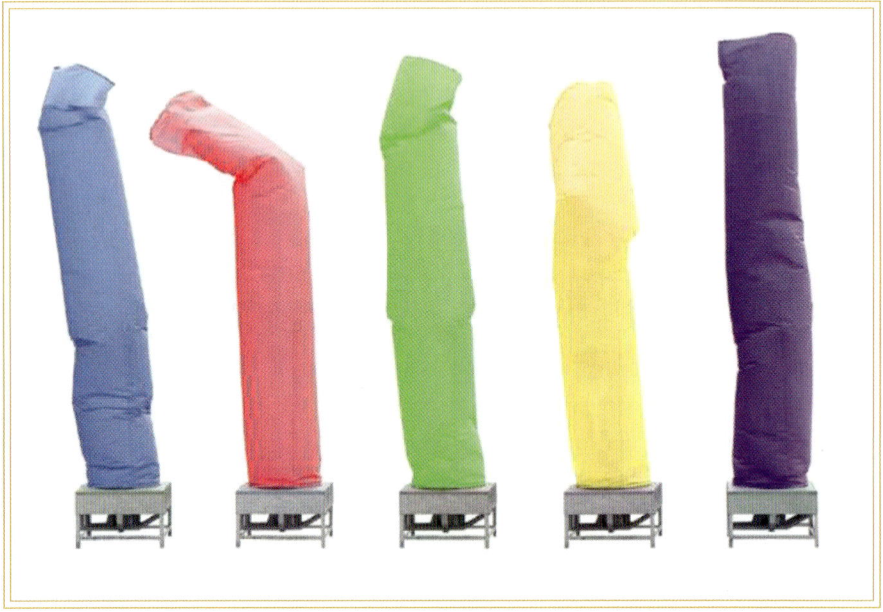

Von einer erektilen Dysfunktion (im weiteren Verlauf des Buches abgekürzt ED) – teilweise auch als Impotenz bezeichnet – spricht man, wenn über einen längeren Zeitraum keine angemessene Erhärtung des Penis stattfinden kann. Einige Experten sprechen davon, dass eine ED bereits dann diagnostiziert oder zumindest angenommen werden kann, wenn der Penis bereits ein einziges Mal eher schlaff als steif ist. Andere behaupten, der Zeitraum müsse mindestens sechs Monate betragen, um von einer „richtigen“ ED sprechen zu können. In vielen Fällen wird dies als ein typisches Problem älterer Männer angesehen, aber erektile Dysfunktion kann jeden Mann – unabhängig des Alters –treffen.

Was auch richtig ist: Eine ED ist für den Betroffenen immer unangenehm, weil er neben der verminderten Qualität des Geschlechtsverkehrs auch psychischen Druck aushalten muss; er kann seine Partnerin mit seinem Penis nicht mehr adäquat befriedigen und sieht sich vor die Frage gestellt, wie er damit umgehen soll: Sollte er mit seiner Partnerin darüber sprechen? Welche Lösungsansätze gibt es? Sollte ein Mediziner zu Rate gezogen werden? Gibt es Medikamente? Die meisten Ärzte, die für dieses Problem konsultiert werden, raten zu Viagra oder anderen potenzsteigernden Pillen.

Wichtig ist auch, das Umfeld eines Betroffenen nicht außer Acht zu lassen. Einer verringerten Libido können zahlreiche physische und psychische Ursachen zugrunde liegen, eine der Hauptursachen ist aber der Stress. Allerdings kann nicht immer von einer erektilen Dysfunktion gesprochen werden, wenn der Penis nicht steif genug wird oder nicht lange genug erigiert bleibt. Gelegentliche Potenzprobleme sind noch lange keine ED, auch wenn diese als störend empfunden werden und Partnerschaften belasten können. Hierbei ist es wichtig, die Ursachen zu hinterfragen: Liegen physische Gründe vor, wie etwa eine Erkältung, Migräne oder eine andere körperliche Beeinträchtigungen? Hat man Stress im beruflichen oder privaten Umfeld und kann einfach nicht abschalten?

Auf der nächsten Seite befindet sich ein Test, mit dem Du prüfen kannst, ob Du „offiziell" unter einer ED leidest. Der Test ist von einem Pharmainstitut herausgegeben worden und hat daher eine entsprechende Gültigkeit.

Hinweis: Bitte ehrlich antworten! Es hilft nicht, wenn Du „keine schlechte Figur machen" willst und deshalb geschönte Antworten gibst.

Also, los geht's:

 # Frage 01: *Wie hoch schätzt Du Deine Zuversichtlichkeit ein, bei sexueller Erregung eine Erektion zu bekommen und auch aufrecht erhalten zu können?*

1 – sehr niedrig
2 – niedrig
3 – moderat
4 – hoch
5 – sehr hoch

 # Frage 02: *Wie häufig war Deine Erektion nach sexueller Stimulation hart genug für eine Penetration?*

1 – fast nie
2 – selten
3 – manchmal
4 – meistens
5 – fast immer / immer

 # Frage 03: *Wie häufig konntest Du Deine Erektion beim Geschlechtsverkehr aufrecht erhalten, nachdem Du in Deine Partnerin eingedrungen warst?*

1 – fast nie
2 – selten
3 – manchmal
4 – meistens
5 – fast immer / immer

 # Frage 04: *Wie schwierig ist es für Dich, Deine Erektion bis zum Ende des Geschlechtsverkehrs aufrecht zu erhalten?*

1 – extrem schwierig
2 – sehr schwierig
3 – schwierig
4 – wenig schwierig
5 – einfach

 # Frage 05: *Wie oft würdest Du den Geschlechtsverkehr mit Deiner Partnerin als befriedigend einstufen?*

1 – fast nie
2 – selten
3 – manchmal
4 – meistens
5 – fast immer / immer

Zähle jetzt alle Punkte zusammen, die Du gesammelt hast!

Die Auswertung:

25 – 22 – keine ED
21 – 17 – schwache ED
16 – 12 – schwache bis moderat-ausgeprägte ED
11 – 8 – moderate ED
7 – 5 – starke ED

DER BRIEFMARKENTEST

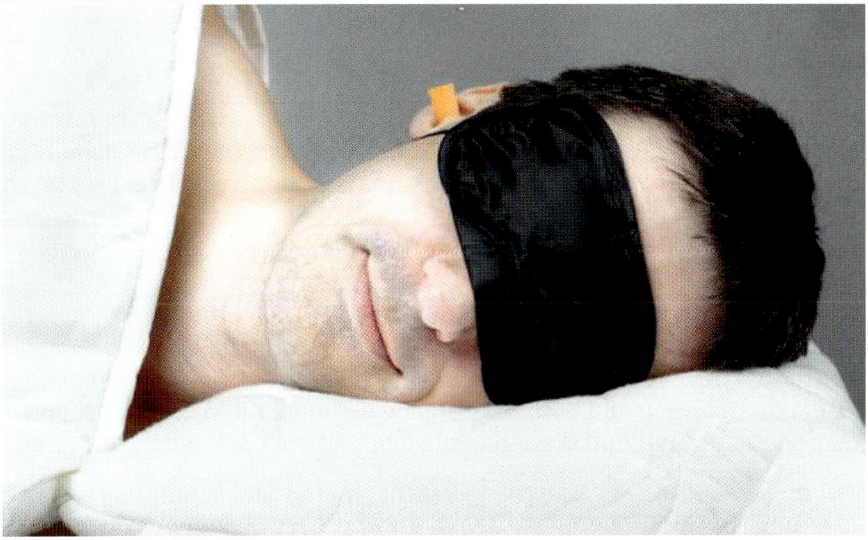

In diesem Fall dürfte der klassische „Briefmarken-Test“ eine einfache Möglichkeit für den Hausgebrauch sein, um sich selbst auf Erektionsstörungen bzw. das Vorhandensein einer diagnostizierbaren, körperlich bedingten erektilen Dysfunktion zu testen.

Vorab einige Grundlagen-Informationen, um das Prinzip des Tests zu verstehen:

Alle gesunden Männer bekommen im Schlaf Erektionen, ohne Ausnahme in jeder Nacht.

Jede Erektion dauert etwa 15-30 Minuten, wobei der Penis phasenweise stark, phasenweise schwächer erigiert ist. Unabhängig von ihrem Alter bekommen alle körperlich gesunden Männer etwa vier oder fünfmal pro Nacht diese Erektionen, in Abständen von ein bis zwei Stunden. Das ist selbst bei gesunden Männern von 80 Jahren so.

Insgesamt ist also der Penis eines körperlich gesunden Mannes durchschnittlich etwa 100 Minuten pro Nacht erigiert. Wacht er also mitten in der Nacht auf und sein Penis ist in „Alarmbereitschaft“, oder hat er morgens beim Aufwachen eine Erektion, so genießt er den Luxus zu wissen, dass sein Penis voll funktionsfähig ist!

Der „Briefmarken-Test"

Falls Sie nicht sicher sind, ob Sie nächtliche Erektionen haben, hilft folgende einfache Methode, um dies bei sich selbst zu überprüfen: Befeuchten Sie einige (noch aneinanderhängende) Briefmarken und wickeln Sie diese am Abend vor dem Einschlafen um Ihren schlaffen Penis. Um ein Verrutschen oder Losreißen zu vermeiden, tragen Sie eine eng anliegende Unterhose. Gute Nacht...

Die „Auswertung"

Am Morgen beim Aufwachen sehen Sie nach: blieb der Streifen heil, suchen Sie einen Urologen auf, um körperliche Gründe für die ausbleibenden Erektionen abklären und diese dann fachlich korrekt behandeln zu lassen.

Werden keine klaren organischen Ursachen gefunden, kann es sich immer noch um psychisch bedingte Erektionsstörungen handeln. Deshalb ist es empfehlenswert, einen Psychotherapeuten oder Sexualtherapeuten aufzusuchen. Ist die Perforation zwischen den Briefmarken gerissen, dann hattest Du in der Nacht einen „Steifen" – also eine oder mehrere starke Erektionen!

Organisch bist Du dann wahrscheinlich gesund, psychische Ursachen sind wahrscheinlich – und Du bist mit dem eBook hier weiterhin bestens beraten.

Solltest Du annehmen, dass der Test zeigt Du hättest körperliche Ursachen, dann empfehle ich Dir, einen Arzt zu konsultieren.

MEDIKAMENTE NEHMEN?

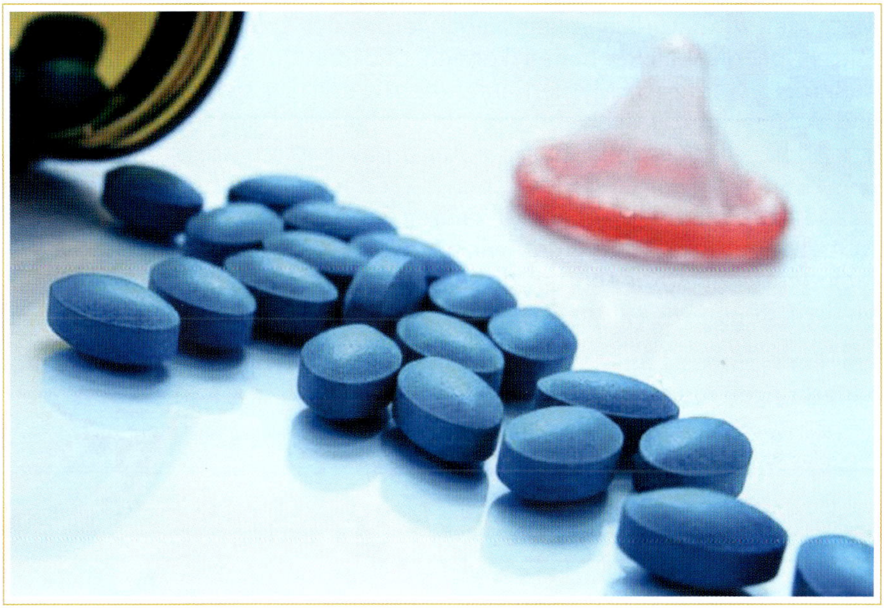

Wie bereits im Disclaimer beschrieben, liegt es mir fern, Pro- und Kontraargumente im Bezug auf die Medikamenteneinnahme zu nennen. Ein großer Vorteil bei der Einnahme von Medikamenten ist natürlich die schnelle Wirksamkeit. Es gibt einen Grund, warum Medikamente wie Viagra zu tausenden verkauft werden.

Dennoch fallen mir persönlich auch einige Nachteile ein: Der Patient ist an das Medikament nahezu gefesselt und wird solange von ihm abhängig bleiben, bis er es selbst wieder absetzt.

Noch verheerender sind die Nebenwirkungen: Magenschmerzen sind ein geringes Leid, aber was ist mit Herzstolpern oder sogar einem erhöhten Infarktrisiko?

Nochmal: Es liegt mir absolut fern und steht mir nicht zu, Produkte zu verteufeln oder Ihnen als Leser Angst zu machen. Mit diesem Buch möchte ich Ihnen einfach eine Vielzahl an natürlichen Heilmitteln darlegen, die bereits vielen 1000 Männern dabei geholfen hat, ihre Dysfunktion zu beheben.

Du wirst in diesem Buch alles finden. Eine Beschreibung des Penis und Methoden zur natürlichen Penisverlängerung. Ich stelle Dir ganz natürliche Mittel vor, die bei ED helfen können und die Du ausprobieren kannst. Außerdem werde ich Mythen aufgreifen, damit Du siehst, was richtig ist und was nicht. ED schwebt wie ein drohendes Damoklesschwert über den Köpfen der Männer, aber die Angst davor ist meistens unbegründet. Dieses Buch soll das Schreckgespenst ED auch entkräften und Dir einen Leitfaden an die Hand geben mit zahlreichen Tipps und Tricks das Problem zu meistern. Natürlich werden wir auch noch einmal kurz auf das Thema Tabletten eingehen, denn um diese ranken sich auch viele Gerüchte und Mythen, denen wir auf den Grund gehen werden.

Am Ende findest Du noch eine tolle Methode, die ich Dir unbedingt näherbringen möchte.

DER MYTHOS

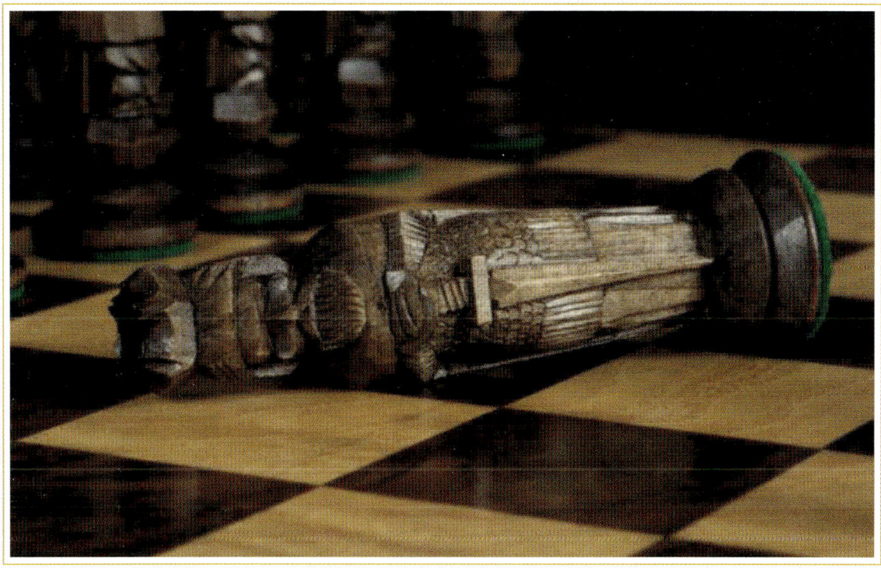

Es gibt zahlreiche, meist unwissenschaftliche Begründungsversuche, weshalb es zu einer ED kommen kann. Manches klingt von vornherein lächerlich, anderes wiederrum lässt einen doch nachdenken, vor allem dann, wenn man selbst betroffen ist. Ich möchte auf einige dieser Mythen eingehen und entkräften – denn ED ist kein Mythos und die Ursachen sind es auch nicht.

Masturbation

„Häufige Masturbation begünstigt ED." Das ist falsch. Masturbation ist nichts Schädliches und kann nicht zu Erektionsproblemen führen. Möglich ist, dass man durch die Stimulation und Fantasie eine gewisse Resistenz gegen andere Reize entwickelt, etwa gegen den Partner, wenn die Fantasie komplett different ist.

Masturbation ist eine ganz natürliche und gesunde Sexualität, die – wie alles andere auch – nicht übertrieben werden sollte, um nicht vermeintliche Erektionsprobleme hervorzurufen, da Fantasie und Realität zu weit auseinanderklaffen.

ED ist unheilbar

Falsch. Eine Dysfunktion ist behandelbar, sowohl mit traditionellen und natürlichen Mitteln, als auch mit medizinischen und chemischen Hilfen. ED ist keine neumodische Krankheit, sondern etwas, das es schon immer gab und worunter tausende Männer schon immer gelitten haben. Neu ist nur seit einigen Jahren, dass man darüber sprechen kann und ED kein Tabuthema mehr ist. Das erhöht die Zahl der Betroffenen. Das mag zwar stimmen, aber das erhöht auch die Zahl derer, denen geholfen wird.

Ohne Tabletten geht es nicht

Tabletten bedeuten gleichzeitig Chemie. Viagra, Cialis, Levitra und andere Potenzmittel helfen natürlich, ED temporär zu beseitigen und präsentieren im Ernstfall, wenn es schnell gehen muss, auch eine deutliche Lösung. Langfristig gesehen machen solche Mittel allerdings nur abhängig. Nicht zwingend körperlich, aber geistig. Man denkt, dass es ohne diese Mittel gar nicht mehr geht und forscht nicht weiter nach möglichen Ursachen. Außerdem ist man immer gezwungen dieses Mittel dann auch immer parat zu haben. Der Gewinner ist meist nur die Pharmaindustrie. Ich will diese Tabletten und Mittel nicht verteufeln, sie haben zum einen die öffentliche Aufmerksamkeit dieses Themas forciert, zum anderen helfen sie vielen Männern auch. Aber man sollte eine langfristige Lösung finden.

Der Vollständigkeit halber möchte ich auf die bekanntesten Mittel kurz eingehen:

Cialis und Viagra gehören zu den bekanntesten Mitteln. Der wohl größte Vorteil von Cialis – im Vergleich zu Viagra – liegt in seiner Wirkungsdauer. Viagra wirkt lediglich bis zu 4 Stunden, während Cialis bis zu 36 Stunden seine Wirkung entfalten kann.

Cialis wirkt schneller als Viagra. Bereits eine viertel Stunde nach der Einnahme kannst Du dann wieder sexuell aktiv werden. Aufgrund der längeren Wirkungsdauer von Cialis bist Du in der Lage, den ganzen Tag sexuell aktiv zu sein, selbst bis zu 36 Stunden nach der Einnahme.

Die Wirkung von Viagra und Cialis

Im Falle einer sexuellen Stimulation entspannen sich bestimmte Gewebebereiche im Penis. Dadurch entsteht ein natürlicher Blutstrom im Penis, wodurch wiederum eine Erektion entsteht. Viagra unterstützt die Patienten durch die Freisetzung eines chemischen Stoffes, der eine Entspannung des Gewebes in der Region um den Penis bewirkt.

Cialis wirkt in ähnlicher Weise, allerdings erhältst Du durch eine kleinere Dosis, in doppelt so schneller Zeit, eine sexuelle Erektion.

Die Wirkungsdauer von Cialis ist im Vergleich zu Viagra ca. 10-mal länger, wodurch Deine Spontanität beim Sex zunimmt.

Die Gefahren von Cialis und Viagra

Sowohl Cialis als auch Viagra können gefährliche (verstärkende) Effekte entfalten, wenn sie durch den Menschen eingenommen werden, die mit nitrathaltigen Medikamenten behandelt werden. Solche Tabletten sind z.B. Herztabletten, die verstärkt zur Behandlung von Brustschmerzen eingesetzt werden. Des Weiteren enthalten viele luststeigernde Mittel Nitrate. Aus diesem Grund darf Viagra unter keinen Umständen eingenommen werden, wenn Du bereits nitrathaltige Medikamente einnimmst.

Cialis entfaltet dieselbe verstärkende Wirkung und ist daher ebenfalls für solche Patienten ungeeignet.

Cialis, Viagra und Levitra dürfen nicht eingenommen werden, wenn Du überempfindlich gegenüber dem Wirkstoff oder sonstigen Bestandteilen bist, wie zum Beispiel gegenüber Laktose. Du darfst diese Medikamente zudem nicht einnehmen, wenn Du kürzlich einen Schlaganfall oder einen Herzinfarkt hattest oder unter einer schweren Herzerkrankung leidest. Da es unter Umständen zu Wechselwirkungen kommen kann, solltest Du Cialis auch nicht einnehmen, wenn Du Dich einer Herz,- Leber- oder Nierenbehandlung unterziehst.

Levitra

Levitra liegt „in der Mitte“ zwischen Viagra und Cialis, was die Wirkungsdauer anbelangt. Der Preis für dieses Medikament ist etwas niedriger. In der Praxis – auch meiner Erfahrung nach – würde ich mich tendenziell eher für Viagra oder Cialis entscheiden, wenn ich überhaupt zu solchen Mitteln greifen würde. In diesem eBook zeige ich Dir, wie Du das generell vermeiden kannst und wenn überhaupt, zu pflanzlichen Mitteln greifen solltest.

Ich bin kein richtiger Mann mehr

Weltweit sind über 100 Millionen Männer von Potenzstörungen betroffen – und sie alle sind immer noch richtige Männer und die gleichen, die sie vorher auch waren. ED kratzt gewaltig am Ego eines Mannes und begünstigt vor allem psychische Probleme. Mache Dir selbst deutlich, dass die ED Dich nicht unmännlich macht und Dir nicht peinlich sein muss. Selbstverständlich musst Du damit nicht hausieren gehen, denn die Reaktionen anderer Menschen können durchaus sehr verletzend sein. Bist Du in Dir aber gefestigt und verdeutlichst Du Dir, dass es ein vorübergehendes Problem ist, das Du bewältigen kannst, ist die erste große Hürde bereits genommen.

Eine Frage des Alters

Wenn man ein bestimmtes Alter erreicht hat, gehört ED einfach dazu. Potenzproblem oder gar Impotenz ist geradezu ein Synonym für das Älterwerden. Aber das ist falsch. Auch in jungen Jahren kann man davon betroffen sein. Das kann medizinische Gründe haben oder auch an psychischen Belastungen, sowie Stress etc. liegen. Das Alter ist keine Ausrede und es ist nichts, mit dem man sich als Begründung abfinden muss. Auch im hohen Alter kann ein Mann ein erfülltes Sexualleben ohne Potenzschwierigkeiten haben.

Es sind immer mehr Männer betroffen

Ich hab ein wenig recherchiert. Der allgemeine Trend belegt, dass die Zahl der betroffenen Männer in Deutschland von Jahr zu Jahr zu steigen scheint.

Allgemein wird heute von Experten angenommen, dass in etwa die Hälfte der Männer in einem Alter zwischen 40 und 70 Jahren unter Störungen bezüglich der Potenz leidet. Dabei bedeutet dies nicht, dass 50 Prozent der Männer tatsächlich als impotent gelten.

Nach einigen Angaben weisen vier von zehn Männern aber zumindest leichte bis mittlere Störungen auf, die sich hin und wieder bemerkbar machen. Nur jeder zehnte Mann, der in diese Altersgruppe fällt, klagt hingegen über eine chronische Impotenz, die in einigen Fällen auch nicht mehr zu therapieren ist.

Die Unklarheiten bezüglich aktueller und älterer Studien kommen auch dadurch zustande, dass noch immer keine allgemein gültige und anerkannte Definition vorhanden ist, ab wann denn von einer Impotenz gesprochen wird. Zumindest in Bezug auf die erektile Dysfunktion hat sich der Verband deutscher Urologen aber inzwischen auf einen Messwert geeinigt. So leidet ein Mann nun offiziell unter einer erektilen Dysfunktion, wenn mindestens 70 Prozent der Versuche, einen Geschlechtsakt zu vollziehen, scheitern. Gleichzeitig spricht man hier von einem längeren Zeitraum von mindestens einem halben Jahr, wo dieses Problem auftreten sollte, damit es wirklich auch als chronisch angesehen werden kann. Treten die Störungen dagegen nur vereinzelt auf, so wird heute nicht direkt von einer erektilen Dysfunktion gesprochen…

Viagra löst alle Probleme

Potenzmittel können, wie bereits erwähnt, unterstützend und dadurch auch hilfreich sein, aber sie sind kein Allheilmittel, auf das man sich ungesehen verlassen sollte. Dazu muss man wissen, wie solche Mittel funktionieren. Viagra & Co. sorgen dafür, dass der Blutfluss verstärkt wird und so ausreichend Blut in den Penis gepumpt wird. Die Risiken für den restlichen Mechanismus sind deutlich erkennbar.

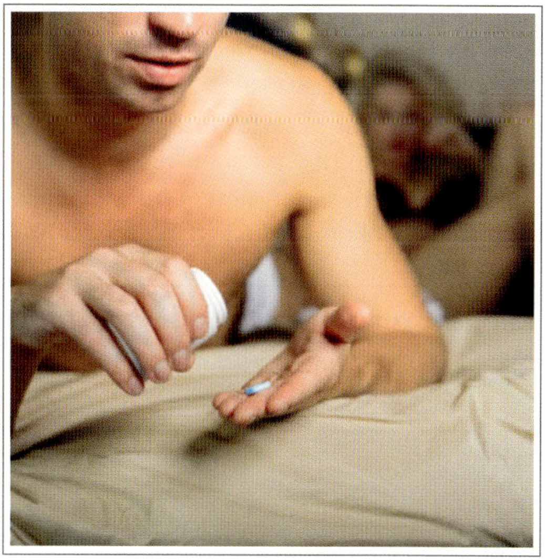

Vakuumpumpen vergrößern den Penis

Die meisten kennen die Spammails, die eine Penisvergrößerung und eine gesteigerte Potenz durch Vakuumpumpen versprechen. Es gibt schon eine Wirkung der Vakuumpumpen. Sie machen den Penis aber nicht wirklich größer. Der Penis ist ein natürlich gewachsener Teil des Körpers und kann deshalb nicht derart vergrößert werden, wie es in diesen Spammails versprochen wird. Operative Eingriffe sind zwar möglich, werden jedoch von seriösen Medizinern kaum durchgeführt. Wer eine Vakuumpumpe benutzt, sollte Geduld haben, da die Anwendung etwas Zeit erfordert. Der Penis wird hierbei in einen Plastikzylinder gesteckt, in dem ein Unterdruck erzeugt wird, wodurch Blut in den Schwellkörper fließt. Ist die gewünschte Steifheit und Härte erreicht, muss mit einem Penisring der Rückfluss des Blutes verhindert werden. Der erzeugte Unterdruck kann äußerst schmerzhaft werden und zu bleibenden Schäden am Penis führen. Auch durch die Nutzung des Penisrings kann es zu Komplikationen während des Geschlechtsverkehrs kommen, so dass der Ring ärztlich entfernt werden muss.

Injektionstherapie (SKAT) und MUSE

Die Injektionstherapie, auch Schwellkörper-Auto-Injektions-Therapie (kurz: SKAT) genannt, ist als Hilfe gegen ED eine äußerst schmerzhafte Therapie. Eine Substanz wird direkt in den Penis injiziert und wirkt nach etwa zehn Minuten. Das machen die meisten Männer selbst und benötigen danach erst recht einen Arzt – trotz Einweisung in das richtige Setzen der Spritze. Die Injektion selbst ist bereits sehr schmerzhaft, da der Penis empfindlich ist.

Die Wirkung hält eine Stunde an und die Injektionen sind relativ teuer. Es gibt keine Kostenübernahme nach Gesundheitsreform von 2014. Die Kosten für diese Therapie betragen zwischen 14 € – 20 € pro Anwendung; 10 Stäbchen kosten ungefähr 170 €.

Zum Vergleich: Die Tigerformel, ein helfendes Mittel auf rein pflanzlicher Basis, gibt es bereits ab 49 €.

Im Gegensatz zu Tabletten ist bei dieser Methode nicht Voraussetzung, dass alle Nervenbahnen intakt sind.

Der Schaden, der durch falsch gesetzte Injektionsnadeln angerichtet werden kann, ist erheblich größer als der zu erwartende Spaß. Ein Facharzt muss zunächst die Dosis festlegen, die in mehreren Sitzungen erhöht wird, bis der gewünschte Erfolg eintritt.

Bei jeder Anwendung muss die Einstichstelle am Penis gewechselt werden. Eine Anwendung sollte höchstens dreimal pro Woche mit einem zeitlichen Abstand von mindestens 24 Stunden erfolgen. Unerwünschte Nebenwirkungen sind prolongierte Erektionen, also langhafte Erektionen, die über vier Stunden anhalten und zu ernsthaften Schäden am Schwellkörper führen können. In diesem Fall muss sofort ein Urologe aufgesucht werden. Außerdem kann es zur Fibrosenbildung kommen. Kleine Knötchen bilden sich an den Einstichstellen, die schmerzhaft und unansehnlich sind. Blutergüsse sind nicht ungewöhnlich bei dieser Methode, ebenso Schmerzen und ein Spannungsgefühl im Penis. Bei bestimmten Vorerkrankungen des Blutes oder des Kreislaufes, bei Penisimplantaten oder bei einer Penisverkrümmung kann die Injektionstherapie überhaupt nicht angewandt werden.

Ähnlich ist eine Hormontherapie, die ausschließlich bei Testosteronmangel angewandt werden kann. Dieser muss von einem Facharzt festgestellt werden, der die genaue Dosis und Medikamenteneinnahme verordnet und überwacht. Die externe Testosteronzufuhr erfolgt mittels Spritzen, Pflaster oder Gel.

Ähnlich ist das Medicated Urethral System for Erection (kurz: MUSE). Hierbei wird eine Minitablette mit einem Applikator in die Harnröhre eingeführt. Die Wirkung tritt ebenfalls nach 5 bis 10 Minuten ein. Der Vorgang wird als unangenehm beschrieben und die Erfolgsrate ist sehr gering.

Schwellkörperimplantate und Gefäßoperationen

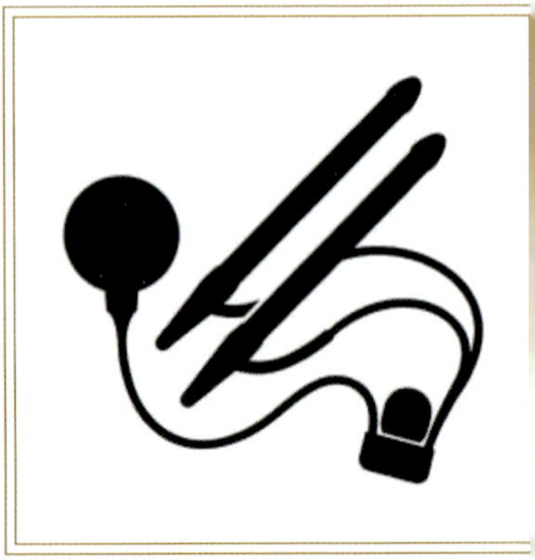

Die Prothese besteht aus Silikon und wird in den Schwellkörper eingepflanzt. Das ist nicht nur schmerzhaft, sondern bedarf auch einer mindestens achtwöchigen Regernationszeit. Die Penisprothese ist halbfest, kann also nach Bedarf flexibel gebogen werden. Die meisten Männer, die einen solchen Eingriff hatten, haben danach Probleme, die Prothese in der Hose zu verstecken, ohne dass es zu unangenehm sichtbaren Ausbeulungen kommt. Penisprothesen sind nur bei gravierenden Erektionsstörungen sinnvoll. Bevor dieser operative Eingriff durchgeführt wird, wird ein Facharzt andere Methoden versuchen. Gleichsam verhält es sich mit Gefäßoperationen, die bei mangelhaften Blutfluss in die Schwellkörper oder zu schnellem Abfluss durchgeführt werden. Allerdings ist die Erfolgsquote sehr gering. Hinzu kommt die Belastung für den Körper durch die Operation und die damit verbundenen Risiken.

IST ED EINE PHYSISCHE ODER PSYCHISCHE STÖRUNG?

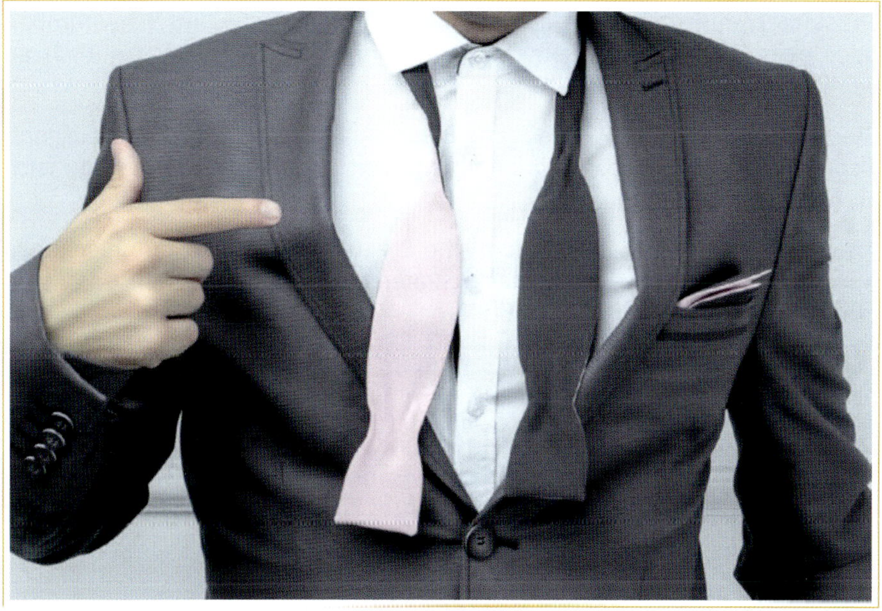

Kommen wir noch einmal zu der Frage der Ursachen, ob ED eine körperliche oder eher seelische Störung ist. Vereinfacht gesagt: ED ist beides.

Der Körper ist eine komplexe Maschine. Damit eine Erektion entstehen kann, müssen verschiedene Systeme des Körpers zusammenarbeiten. Das Nervensystem muss Signale senden, das Herz-Kreislauf-System muss Blut in den Penis pumpen und die Hormone müssen dem Körper signalisieren, dass er bereit für Sex ist. Das alles ist ein Zusammenspiel, welches seinen Ausgangspunkt in verschiedenen Gedanken und Gefühlen hat und das auf eine Stimulation, die von außen kommt – wie beispielsweise beim Betrachten des Partners – basiert ist.

Drei Arten der Erektion

Es gibt drei Arten der Erektion und viele Männer geben an, dass sie nicht wissen, dass Erregung in drei Arten aufgeteilt werden kann.

Die reflexogene Erektion wird, wie der Name bereits verrät, durch manuelle Stimulation des Penis ausgelöst. Dabei kommt es nicht auf die Umgebung an, sondern auf rein körperliche Stimulationen wie etwa im Schwimmbad oder beim Arztbesuch. Viele Männer erinnern sich jetzt vermutlich an peinliche Situationen.

Die zweite Form ist die psychogene Erektion, die rein vom Gehirn ausgeht, also von der Fantasie. Das kann jederzeit passieren, wenn man sich erotische Gedanken macht.

Am meisten bekannt ist die nächtliche Erektion. Diese tritt durch schnelle Augenbewegungen während des Schlafens auf. Es ist normal, dass man zwischen drei und fünf solcher Erektionen pro Nacht hat.

Warum sind diese Informationen wichtig? Mach Dir bewusst, bei welcher Art der Erektion Du Probleme hast.

Ein Beispiel: Wenn eine reflexogene Erektion ohne Störungen abläuft, die psychogene allerdings nicht möglich ist, kann die Ursache dafür emotional oder psychisch sein. Mechanisch betrachtet ist aber alles in Ordnung – und für Dich ist das wichtig zu wissen.

Mental oder physisch?

Mach einen einfachen Test: Sieh Dir einen Porno an. Wenn Du hierbei keinerlei Probleme hast, dass Dein Penis hart wird, diese aber auftreten, wenn Du neben Deinem Partner liegst, liegen sehr wahrscheinlich emotionale Gründe vor. Hinterfrage in diesen Fällen Deine Partnerschaft und sprich offen darüber. Oftmals helfen kleine Veränderungen oder neue Erfahrungen dabei, das Sexualleben wieder aufleben zu lassen.

Stress oder Angstgefühle als Ursache

Die American Psychological Association hat 2015 eine Studie durchgeführt, nach der ein deutlicher Anstieg des Stresslevels vorliegt. Immer mehr Menschen sehen sich durch familiäre Verantwortung, den Beruf, Geld oder ihre eigene Gesundheit[1] unter Druck gesetzt. Das wirkt sich natürlich auch auf die Libido aus.

Sei ehrlich zu Dir selbst, wie reagierst Du bei Stress? Triffst Du immer die richtigen Entscheidungen, behältst Du einen kühlen Kopf, machst Du niemals Fehler? Es ist ganz natürlich, dass jeder von uns Fehler macht und sich manchmal überfordert fühlt durch den Druck des Alltags und der schwer auf den Schultern lastenden Verantwortung. Dies hat nicht selten zur Folge, dass man mit sich selbst und dem Körper weniger verantwortungsvoll umgeht: Das Feierabendbier wird zur Regel, man isst eher Fast Food, weil es schnell gehen muss zwischen zwei Terminen, abends setzt man sich lieber zur Entspannung auf die Couch, als dass man etwas unternimmt und aktiv ist. Das alles ist normal, führt aber von einem zum anderen. Du hast zu viel Stress, vernachlässigst Deine Gesundheit, das führt zu ED, die wiederum zu mehr Stress führt.

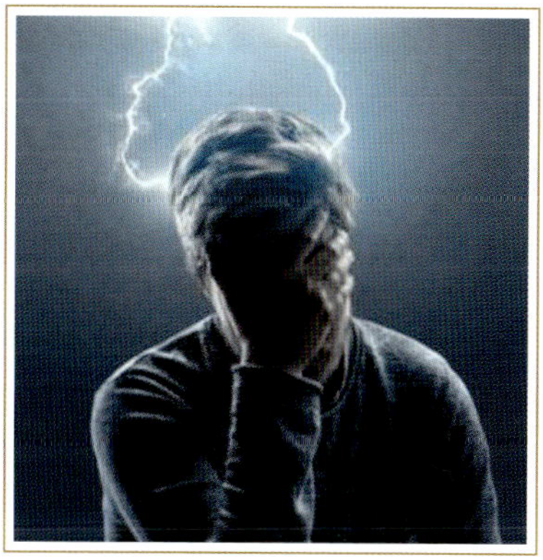

Mach Dir selbst bewusst, wie stressig Dein Leben ist und wie Du damit umgehst. Finde für Dich selbst passende Wege, nicht in dieser Spirale zu landen – oder aus ihr herauszukommen! Mach Dir einen Schlafplan, um mehr und regelmäßiger zu schlafen. Nimm Dir gesundes Essen mit ins Büro, das Du zwischen zwei Terminen verzehren kannst, damit Du nicht in jeder Mittagspause zum Fast Food Restaurant gegenüber hetzt. Wenn Du dich selbst gut behandelst, wird Dein Blutdruck gesenkt, Heißhungerattacken werden seltener und vielleicht nimmst Du sogar ein paar Kilos ab, wodurch wiederrum Dein Selbstvertrauen gesteigert wird. Deine Libido wird es Dir danken.

1 American Psychological Association (2016). Stress in America: The impact of discrimination. Stress in America™ Survey.

Physische Ursachen sind behandelbar

Du denkst jetzt, bei mir ist es anders, bei mir ist es eine körperliche Ursache. Bestimmt kann ich gar nichts dagegen tun? Doch, das kannst Du! Zuerst möchte ich noch einmal darauf hinweisen, dass dieses Buch keinen medizinischen Anspruch hat! Sprich mit Deinem Arzt darüber, der Dich untersuchen und beraten wird. In diesem Buch werden nur Möglichkeiten und mögliche Ursachen aufgezeigt.

Dein Penis wird nicht hart, obwohl Du Dich gut ernährst, Stress vermeidest und auch sonst der Meinung bist, dass psychisch alles in Ordnung ist? In diesem Fall kann es körperliche Gründe geben. Sei aber vorsichtig, was die Medien Dir versprechen. Wenn Du hörst oder liest, dass nur Operationen und mechanische Hilfen eine Lösung sind, lass die Finger davon. Es ist auch nicht richtig, dass Du einfach zu alt bist. Jeder Mann hat das Recht, sich maskulin und potent zu fühlen sowie eine sexuell aktive Partnerschaft zu führen.

Chronische Krankheiten

Die Ursache einer erektilen Dysfunktion kann eine Kombination aus mehreren Faktoren sein. Eine der Hauptursachen ist Diabetes. Diesen kann man frühzeitig durch eine umfassende Ernährungsumstellung entgegenwirken.

Chirurgische Eingriffe an der Prostata

Die Behandlung von Blasen- oder Prostatakrebs oder benigne Prostatahyperplasie (kurz: BPH, eine gutartige Vergrößerung der Prostata) kann zu ED führen. Das hat medizinische Gründe: Bei den operativen Eingriffen besteht ein erhöhtes Risiko – manchmal auch die Notwendigkeit – Nerven zu zerstören oder zu entfernen, die für eine Erektion notwendig sind. Auch Strahlentherapien zur Krebsbehandlung können Nervenzellen soweit schädigen, dass eine Erektion nicht mehr möglich ist. Für viele Männer ist es nicht einfach, dies zu akzeptieren. Je nach Alter, Grad der Schädigung und allgemeinem Gesundheitszustand ist es möglich, dass sich geschädigte Nervenzellen regenerieren.

Alkohol als Ursache

Das Feierabendbierchen oder ein paar Bier mit Freunden beim Fußballschauen – für manche gehört es dazu und darin ist auch nichts Falsches. Fakt ist aber, dass Alkohol ein Beruhigungsmittel ist und zu viel davon die Gehirnfunktionen, unter anderem auch den Blutfluss, beeinträchtigen kann. Dadurch wird der Penis nicht mehr mit genügend Blut für eine Erektion versorgt. Bei einer Alkoholabhängigkeit kann es sogar zu bleibenden Schäden kommen, die eine ED begünstigen.

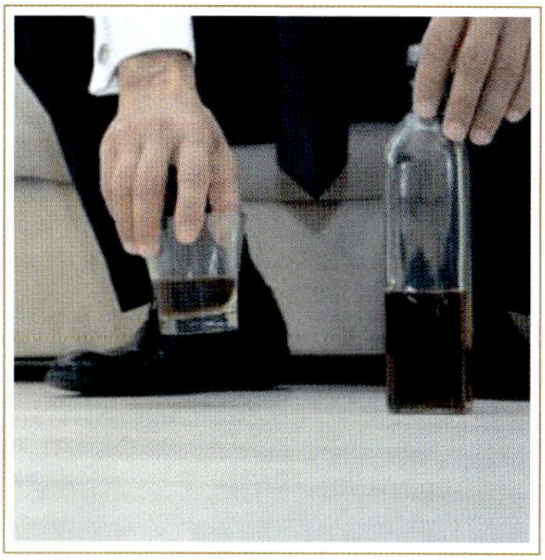

Rauchen

Allgemein bekannt ist auch, dass Rauchen die Arterien verengt und Blutgefäße schädigt. Der Blutfluss wird dadurch beeinträchtigt. Nikotin führt dazu, dass sich Blutgefäße zusammenziehen. Dadurch reicht die Menge an transportiertem Blut nicht mehr aus, um eine langanhaltende Erektion zu erzeugen. Studien haben gezeigt, dass Männer, die mit dem Rauchen aufgehört haben, wieder langanhaltendere und härtere Erektionen bekommen haben.[2]

Fettleibigkeit, schlechte Ernährung und Bewegungsmangel

Möglicherweise kommt Dir das wie ein alter Hut vor, weil man es überall hört und liest: Fettleibigkeit ist schlecht, auch für die Erektion. Sieh diesen Abschnitt nicht als erhobenen Zeigefinger an, aber denke einmal darüber nach. Gewichtsverlust, eine ausgewogene Ernährung und regelmäßige Bewegung ist gut für Deine Gesundheit, Dein Wohlbefinden, Dein Selbstbewusstsein und auch für Dein Sexualleben.

---

2 Harte, C. B. and Meston, C. M. (2012), Association between smoking cessation and sexual health in men. BJU International, 109: 888–896.

Ein Body Mass Index (kurz: BMI) über 30 verringert die Produktion von Testosteron – zudem besteht ein erhöhtes Diabetesrisiko.

Die gute Nachricht ist: Du kannst hier leicht Abhilfe schaffen. Achte auf Deine Ernährung und stelle diese ein wenig um. Mehr Vitamine aus Obst und Gemüse sind vorteilhaft für eine ausgewogene Ernährung, die den Körper mit allem versorgt, was er braucht. Das ist ein Prozess, den Du in Deinen Alltag einbauen kannst und der natürlich nicht von heute auf morgen klappt; der dennoch langfristig zum Ziel führt. Du musst nicht alle Deine Lieblingsgerichte vom Speiseplan verbannen, aber diesen um gesündere Nahrungsmittel ergänzen. Dein gesamter Körper und Deine Gesundheit werden es Dir danken. Achte auch auf mehr Bewegung. Natürlich ist der Gang ins Fitnessstudio oder der tägliche Spaziergang empfehlenswert, aber fange ruhig klein an. Gehe kleine Wege zu Fuß und lass das Auto stehen. Du wirst schnell bemerken, dass kleine Veränderungen hinsichtlich deiner Routinen zu einer verbesserten Libido führen können.

Medikamente als Ursache

Liest Du immer die Packungsbeilagen der Medikamente, die Du einnimmst? Vermutlich nicht. Die beschriebenen Nebenwirkungen klingen meist schlimmer, als sie sind und treten viel seltener auf, als Du denkst. Dennoch sind Medikamente nicht selten die Ursache für ED. Vor allem Antidepressiva oder stressreduzierende Mittel schlagen sich negativ auf die Libido nieder. Dies wiederum führt zu erneuten psychischen Problemen. Sprich mit Deinem Arzt darüber, ob ein verschriebenes Medikament Auswirkungen auf eine Erektion haben kann und wäge gemeinsam mit ihm ab, wie sinnvoll die Einnahme ist oder ob es Alternativen gibt. Setze auf keinen Fall selbstständig und ohne ärztlichen Rat die Medikamente ab!

Physische mögliche Ursachen

Neben den bereits genannten möglichen Ursachen, können auch ganz bestimmte körperliche Beeinträchtigungen zu Erektionsstörungen führen. Wie bereits erwähnt, ist Diabetes ein häufiger Auslöser. Ähnlich verhält es sich mit Atherosklerose. Die krankhafte Einlagerung von Fetten und Cholesterinnestern an der inneren Wandschicht von Blutgefäßen vermindert den Blutfluss. Ebenso sind Herzerkrankungen als Ursache zu nennen. Was ganz offensichtlich klingt, wird meistens erst spät in Betracht gezogen. Gibt es Probleme mit dem Herzen, gibt es auch Probleme mit der Blutzirkulation, die wiederum eine Impotenz zur Folge haben kann. Auch Nierenerkrankungen vermindern den ausreichenden Blutfluss.

Weniger bekannt ist der Zusammenhang von neurologischen Erkrankungen und Erektionsstörungen. Multiple Sklerose, Parkinson, Alzheimer, Hirntumore, Epilepsie und mehr beeinflussen das Nervensystem, welches gewisse Reize nicht mehr oder nicht mehr korrekt weiterleiten kann.

Urologen werden manchmal wegen Schmerzen bei der Erektion oder einem auffällig stark gekrümmten Penis aufgesucht. Die Diagnose lautet in den meisten Fällen die Peyronie-Krankheit. Dabei sammelt sich fibröses Narbengewebe am Penis an. Diese Krankheit betrifft nur einen sehr geringen Prozentsatz und ist bisher wenig erforscht. So ist auch nicht eindeutig bekannt, was die Ursache dafür ist.

Stickstoffoxid im Körper

Stickstoffoxid (NO) ist ein geruchsloses und farbloses Gas, das natürlich in vielen Zellen des Körpers gebildet wird. Es ist eine Art chemischer Botenstoff, der für die Auslösung zahlreicher physiologischer Prozesse verantwortlich ist. Das Gehirn sendet chemische Signale an den Körper, wenn es stimuliert wird. Betroffene Zellen bei diesem Vorgang produzieren Stickstoffoxid, der wiederum dafür verantwortlich ist, dass sich Arterien entspannen und so weiten, dass der Blutfluss zum Penis garantiert wird. Ab einem Alter von 25 Jahren produziert der Körper weniger Stickstoffoxid, was Auswirkungen auf die Erektion hat.

SOFORTMASSNAHMEN

Wir haben im vorangehenden Kapitel eine Menge über mögliche Ursachen für ED erfahren. Physische und psychische Auslöser wurden genannt und genauer beschrieben. Damit ist ein Grundgerüst aufgebaut, an dem man sich selbst entlanghangeln und fragen kann, was davon trifft auf mich zu? Natürlich sind nicht alle Ursachen aufgezählt und wie erwähnt können auch verschiedene Faktoren in Kombination zu ED führen.

Leidet man an einer Form der Impotenz, möchte man natürlich auch schnelle Abhilfe haben und ein paar Ratschläge, was sofort unternommen werden kann.

An erster Stelle steht natürlich ein gesunder Lebensstil. Dieses Zauberwort schwebt über vielen Ratgebern und wird auch von Ärzten gerne herangezogen. Es ist wissenschaftlich bewiesen, dass Männer, die regelmäßig Sport treiben und auf ihren Körper achten, zu einer geringeren Wahrscheinlichkeit an ED erkranken. Deshalb muss man keine Sportskanone werden, aber mehr Bewegung schadet nie. Mache den Selbsttest und sei ehrlich zu Dir selbst: Wie viel wiegst Du? Ist es zu viel oder gerade richtig? Das Gewicht hat maßgeblichen Einfluss auf den Verlauf der Bildung von ED. Errechne den BMI und schau nach, wo Du in der Skala stehst.

Das bedingt natürlich die nächste Frage: Wie viel bewegst Du Dich? Bist Du ein Couchpotato, der jeden noch so kurzen Weg mit dem Auto zurücklegt, tagsüber auf dem Bürostuhl festsitzt und sich abends auf das Sofa fallen lässt? Fange klein an und erledige kurze Wege zu Fuß. Nach kurzer Zeit wirst Du merken, dass es gar nicht so schlimm ist, ein paar Meter ohne Auto zurückzulegen – und schon bald werden die Wege länger. Idealerweise gehst Du täglich mindestens eine Stunde spazieren oder suchst Dir ein sportliches Hobby. Das kannst Du auch mit Kollegen, Freunden oder der Familie machen, dann macht es mehr Spaß und es fällt leichter. Wähle auch hier die Abwechslung.

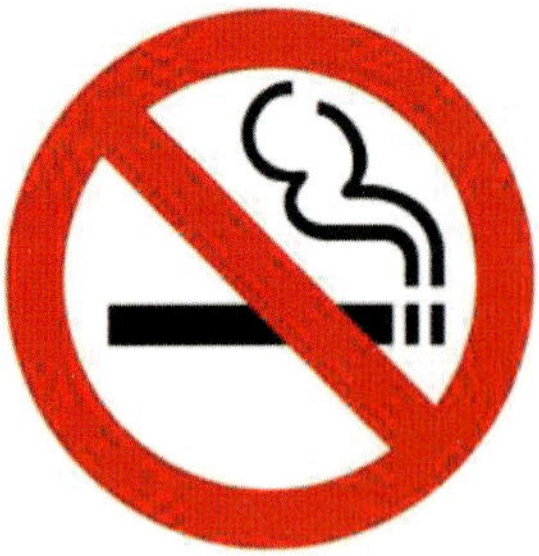

Manches ist wetterabhängig. Deshalb bereitet es Dir vermutlich wenig Freude bei Minustemperaturen eine Stunde im Freien zu Joggen. Hierzu gibt es aber auch Übungen für drinnen. Für Smartphones gibt es die App „7 MWC" in jedem Appstore. Diese gibt eine Anleitung für einige Übungen, die innerhalb von sieben Minuten absolviert werden müssen.

Du bekommst einfache, verständliche Anleitungen und musst Dich auch nicht allzu sehr anstrengen. Es geht lediglich darum, Deinen Kreislauf in Schwung zu bringen. Wenn Du diese Übungen jeden Morgen nach dem Aufstehen machst, bist Du bereits ein großes Stück weiter. Die Übungen kannst Du noch durch ein paar Minuten Krafttraining ergänzen, wie zum Beispiel mit Hanteln, die Du Dir im Internet bestellen kannst. Nachmittags kannst Du mindestens 20 Minuten spazieren gehen, abends den Weg vom Büro nach Hause zu Fuß zurücklegen oder das Auto weiter weg parken, so dass Du etwas länger gehen musst. Es gibt viele Möglichkeiten! Fange an, sie zu nutzen!

Dann: Höre sofort auf zu rauchen! Rauchen ist immens schädlich für Deine Gesundheit und Deine Standfestigkeit! Du hast es schon mehrfach probiert? Lass Dich davon nicht entmutigen und stecke Dir Ziele. Das treibt Dich an und lässt Dich durchhalten.

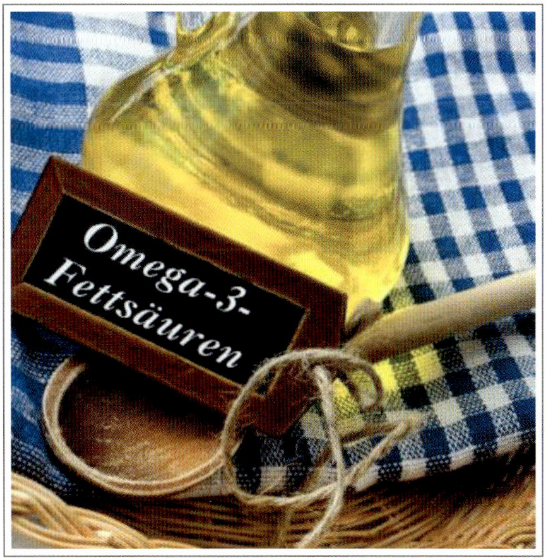

Zuletzt natürlich der Klassiker, den ich oben auch schon angesprochen habe: Ernähre Dich gesund! Du kannst eine sehr gute Hebelwirkung erreichen, wenn Du pflanzliche Fette mit einem hohen Anteil an ungesättigten Fettsäuren zu Dir nimmst. Omega-3-Fettsäuren sind ebenfalls gut. Diese findest Du zum Beispiel in Wildlachs.

> **Tipp:** Schlucke täglich morgens und abends einen Löffel Leinöl.

Das klingt anstrengend?

Sieh es mal so: Für eine „gesunde" Erektion sind einwandfreie Venen und Arterien erforderlich, damit das Blut zirkulieren und an die richtige Stelle in Deinen Penis gepumpt werden kann. Mit jedem Risikofaktor, also Rauchen, wenig Bewegung, die falsche Ernährung etc. machst Du Deine Blutbahnen ein Stückchen enger oder verstopfst sie.

Für 80% der Männer kann DAS bereits der „Heilsbringer" sein. In meiner Geschichte hat das die Hälfte der Lösung für mich und mein (Sexual-)Leben gebracht.

Bei manchen Männern wird es aber nicht dabei bleiben. Wenn Du bereits Sport treibst, Dich gesund ernährst und nicht rauchst, müssen wir weitere „Geschütze" auffahren... und darauf freue ich mich!

Ich möchte daher ankündigen: Jetzt starten wir richtig!

NATÜRLICHE WIRKSTOFFE

Potenzstörungen sind ein alter Hut und seit Jahrhunderten bekannt!

Bereits in der Bibel wird Kaiser David erwähnt, der als Bestrafung für eine Affäre von Gott mit Impotenz geschlagen wurde. Zur damaligen Zeit hatten Griechen und Ägypter bereits ihre eigenen Mittelchen dagegen, wie etwas Stechapfelsamen oder Farnblüten. Das war wichtig, da ein Herrscher, der keinen Erben zeugen konnte, somit leicht entmachtet werden konnte. Im Mittelalter wurde ED als Hexenwerk angesehen, wie im berühmten „Malleus Maleficarum" nachzulesen ist. Darin finden sich auch Behandlungstipps wie Sport, Hexenmord oder das Schlafen auf dem Rücken. Wissenschaftlich befasste man sich erst um 1882 mit ED und ließ gleich den ersten Mythos entstehen: Masturbation als Ursache. Enthaltsamkeit galt damals übrigens als Mittel gegen ED. Die Geschichte zeigt einige berühmte Männer, denen Impotenz nachgesagt wurde – wie zum Beispiel Origenes, Salvador Dali oder auch Ernest Hemingway.

Neben den neusten Methoden wie Operationen, Pillen und Pumpen gibt es aber auch natürliche Wirkstoffe, die bei ED helfen.

Yohimbe

Yohimbe ist ein Kraut, das vom gleichnamigen Baum aus westafrikanischen Ländern stammt. Seit mehr als 80 Jahren ist das Kraut auch in Europa bekannt und erhältlich. Mittlerweile ist es allerdings ein verschreibungspflichtiges Medikament. Bisher liegt keine ausführliche medizinische Erforschung zugrunde. Man geht aber davon aus, dass Yohimbe ähnlich wie Cialis arbeitet. Allerdings soll es auch viel langsamer wirken. Eine Reaktionszeit von bis zu sechs Wochen ist hierbei normal. Man nimmt an, dass Yohimbe die Blutgefäße im erektilen Gewebe entspannt, sodass der Blutfluss erleichtert werden kann. Man geht auch davon aus, dass das Kraut, neben der muskelentspannenden Wirkung, auch auf das untere Rückenmark wirkt, das für die sexuellen Signale verantwortlich ist. Nachforschungen haben ergeben, dass bei über 40% der Männer,

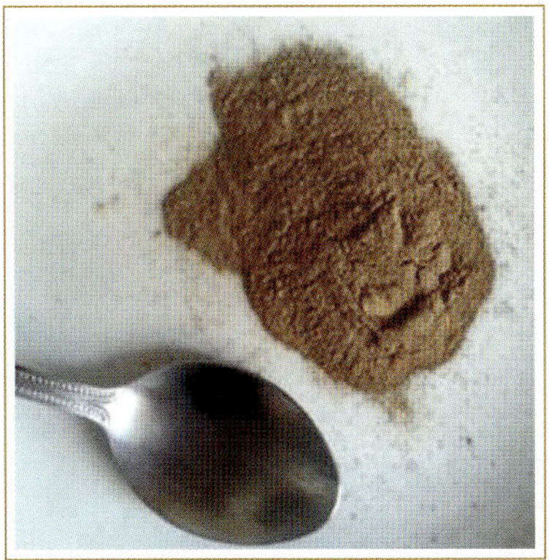

die Yohimbe verwendet haben, die sexuelle Aktivität gesteigert wurde. Yohimbe sollte vor allem dann angewandt werden, wenn die Ursachen für eine ED bei Gefäßproblemen zu finden sind. Aber es hat auch positive Auswirkungen bei emotional oder stressbedingter ED. Das Gute ist, dass es sich um einen natürlichen Wirkstoff handelt und somit keine Chemie in den Blutkreislauf gelangt. Außerdem soll es helfen, die Libido zu steigern – unabhängig einer ED.

Roter Koreanischer Ginseng

Ginseng stammt aus Asien und ist eines der bekanntesten und teuersten Pflanzen im Osten. Man kennt ihn unter verschiedenen Namen – wie beispielsweise Chinesischer, Asiatischer oder Panax Ginseng. Aber Ginseng ist nicht gleich Ginseng. So muss man vor den amerikanischen und sibirischen Varianten aufpassen, die nicht die gleichen natürlichen Wirkstoffe enthalten. Eine Pflanze muss mindestens fünf Jahre wachsen, bis sie genutzt werden kann. Die getrocknete Wurzel ist das Hilfsmittel bei ED.

Roter Ginseng stärkt das Immunsystem und verbessert die Herzfunktion. Außerdem hilft die Wurzel bei Diabetes. Anders als bei anderen natürlichen Arzneimitteln, ist die medizinische Wirksamkeit von Ginseng bereits erwiesen. Daher sind auch Nebenwirkungen bekannt. Eine Überdosis kann zu Schlaflosigkeit führen. Kopfschmerzen, Bluthochdruck, Durchfall und Ausschlag werden ebenfalls genannt. Ebenfalls kann Ginseng zu Wechselwirkungen mit Insulin, blutdrucksenkenden oder stimulierenden Mitteln führen. Dazu zählt auch Kaffee. Eine Einnahme von Ginseng sollte zur Sicherheit mit einem Mediziner abgesprochen werden.

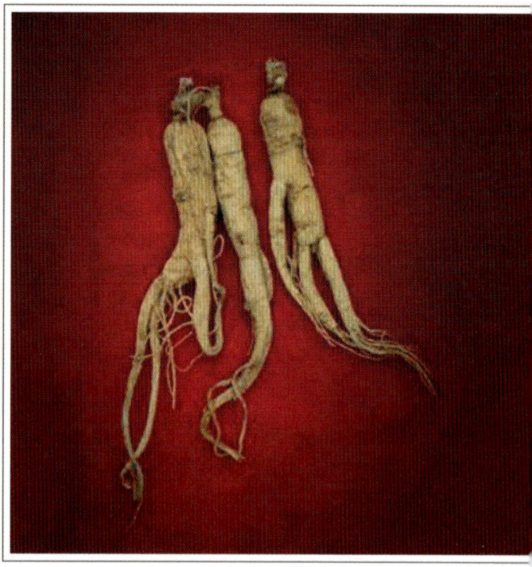

Ziegenkraut (Horny Goat Weed)

Das aus Asien (hauptsächlich China) stammende „Horny Goat Weed" (Epimedium) wurde der Legende nach von einem Ziegenhirten entdeckt, der in seiner Herde verstärkte sexuelle Aktivität wahrnahm, nachdem die Ziegen das Kraut gefressen hatten. Das „Horny Goat Weed" fand bereits in traditioneller chinesischer Medizin Einsatz und wird heute aufgrund seiner Wirkung als natürliches Potenzmittel eingesetzt. Der entscheidende Wirkstoff ist dabei Icariin, ein Flavanoid, das positive Auswirkung auf die Produktion von Testosteron und die Blutkonzentration von Stickstoffmonoxid haben soll.

Ähnlich wie bei medizinischen Potenzmitteln sorgt „Horny Goat Weed" als natürliche Alternative für eine Gefäßerweiterung, was eine bessere Durchblutung nach sich zieht. In der Folge kann eine Erektion leichter entstehen und besser aufrechterhalten werden. Ob bei der Einnahme von „Horny Goat Weed" tatsächlich eine wahrnehmbare Verbesserung der sexuellen Leistungsfähigkeit gegeben ist, bleibt unklar. Untersuchungen haben die Wirkung als natürlicher PDE-5-Hemmer zwar belegt; die Dosis, die für einen spürbaren Effekt benötigt würde, kann allerdings unverhältnismäßig hoch sein. Bei gewöhnlicher Dosierung, wie sie auf der Packung zahlreicher Nahrungsergänzungsmittel empfohlen wird, ist eine deutliche Verbesserung der Potenz aber wahrscheinlich ausgeschlossen. Probieren geht – in diesem Fall – über Studieren.

Granatapfelsaft

Der Granatapfel ist nicht nur seit einigen Jahren auf dem Vormarsch und gewinnt immer mehr an Bekanntheit, er ist auch gesund. Der Saft ist reich an Antioxidantien und stärkt das Abwehrsystem im Allgemeinen. Eine positive Wirkung wurde bei Diabetes und Herz-Kreislauf-Erkrankungen festgestellt. Er wirkt gefäßerweiternd und vermindert Ablagerungen in Blutgefäßen.

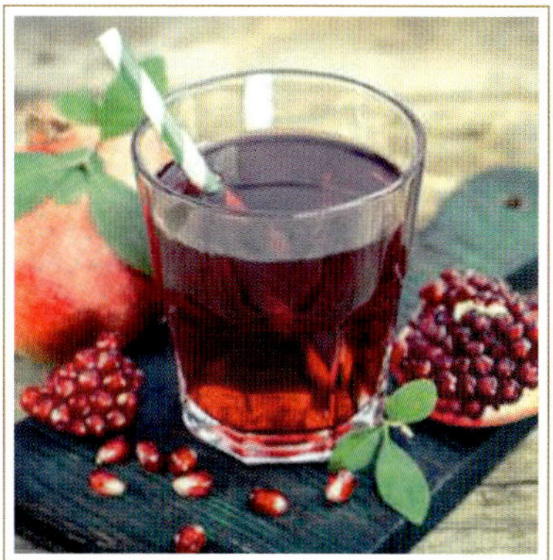

Zink

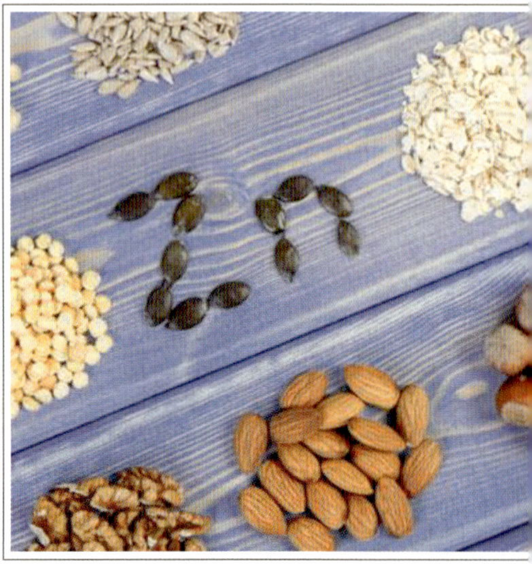

Zink ist eines der am meisten unterschätzten und vernachlässigten Mineralien, die der Körper braucht. Es ist einer der Schlüsselstoffe für eine starke Immunabwehr und spielt eine bedeutende Rolle in der Regeneration von Zellen. Was hat das jedoch mit ED zu tun? Zinkmangel kann zu Haarausfall, einer schlechten Wundheilung und zu Depressionen führen. Damit sind wir bei den psychischen Ursachen von ED. Da diese nicht immer so deutlich erkennbar sind, wie Trauer oder Stress, darf allgemein ein Mineralienmangel nicht ausgeschlossen werden. Zink ist zwar in zahlreichen Lebensmitteln vorhanden, wird aber vom Körper nicht gespeichert. Das wiederum zeigt Dir, dass eine ausgewogene Ernährung auch für Deine Psyche wichtig ist.

Nitrate

Ähnlich wie manche Mineralstoffe werden Nitrate kaum beachtet. Man nimmt sie unbewusst beim Essen auf und achtet nicht darauf, ob dies ausreichend ist. Beispielsweise sind Spinat und Sellerie Hauptlieferanten. Für den Körper sind Nitrate wichtig, um die Blutgefäße zu erweitern und einen verbesserten Blutfluss zu garantieren. Wie Du siehst, hängt ED oft mit vermindertem Blutfluss zusammen und solche Gründe können durch eine ausgewogene Ernährung ausgeschlossen und entgegengewirkt werden.

— Flavonoide

Eine Gruppe sekundärer Pflanzenstoffe werden Flavonoide genannt. Sie sind verantwortlich für die Farbgebung von Pflanzen und schützen vor schädlichen Umwelteinflüssen. Flavonoide sind in zahlreichen Obst- und Gemüsesorten zu finden, wie beispielsweise Trauben, Äpfeln oder Rotkohl. Die höchste Konzentration findet man in den Schalen und Blättern. Sie unterstützen die körpereigene Abwehr. Ihnen wird auch eine krebsvorbeugende Wirkung nachgesagt, vor allem aber beugen sie Herz-Kreislauf-Erkrankungen vor. Du siehst auch hier, dass natürliche Hilfsmittel oft auch darauf abzielen.

— Akkupunktur

Im Osten ist Akkupunktur ein altes und verlässliches Heilmittel, das umfassend angewandt wird. Auch bei einer ED helfen die feinen Nadeln. Du solltest allerdings einen erfahrenen Akupunkteur aufsuchen und vorab mit ihm sprechen.

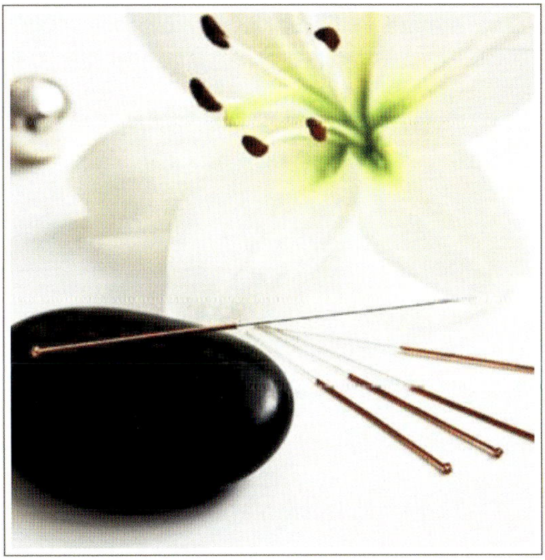

DER ZAUBERTRANK

In diesem Kapitel will ich Dir noch mehr Powerhelfer mit an die Hand geben. Das ist ein deutliches Signal für Dich: Es ist gar nicht schwer! Wenn Dir etwas nicht schmeckt oder nicht für Dich geeignet ist, kannst Du einfach auf etwas anderes zurückgreifen. Und das Beste: Du kannst diese Powerhelfer ganz einfach in Deinen Alltag integrieren. Hierbei fällt die Chemie weg. Ebenfalls brauchst Du auch keine neue, umständliche oder gar teure Rezepte sowie Lebensmittel zu kaufen und zu verarbeiten. Was ich Dir biete, ist ein einfacher Weg aus der ED, der gleichzeitig auch noch Deinem ganzen Körper hilft. Dafür habe ich verschiedene Quellen und Erfahrungen zusammengetragen.

Der Shake

Ich gebe Dir hier die Notizen, die mir der Professor handschriftlich, in digitalisierter Form, gegeben hat. Das Ganze ist ein Shake, den Du im Mixer herstellen kannst.

- *½ Stange Wurzelpetersilie*
- *3 TL MCT-Öl*
- *Leinöl oder Kokosöl*
- *10 cm Zucchini*
- *25 ml Limettensaft (aus frischen Bio-Limetten)*
- *400 g gefrorene Himbeeren*
- *1 TL Apfelessig*
- *10 cm Gurke*
- *30 g Bio-Maca-Pulver*
- *100 ml Wasser*
- *1 Hand voll Bio-Rucola (wahlweise ein anderer Salat)*

Das alles kannst Du in einen Mixer geben und kräftig mixen. Trinke den Trank am besten abends.

Auch hier gilt: Erwarte nicht SOFORT Wunderwirkungen. Mische hier alles mit den restlichen natürlichen Powerhelfern, die ich Dir im Folgenden noch mitgeben werde.

— Pflanzliche Helferlein

Du wirst bemerkt haben, dass der Zaubertrank vorrangig aus natürlichen Zutaten besteht. In der folgenden Sektion will ich mit Dir aber noch ein paar einzelne pflanzliche Helferlein durchgehen, zu denen ich vorher noch ein paar Takte sagen möchte: Solltest Du Dich dazu entschließen, pflanzliche Mittel auszuprobieren, so kann ich Dir empfehlen, dass Du jeweils nur ein einziges Mittel pro Zeiteinheit probierst. Vermische daher bitte nichts, weil Du ansonsten nicht feststellen kannst, welches Mittel bei Dir am besten geholfen hat.

Und noch ein Tipp: Verzage nicht! Jeder menschliche Körper reagiert anders auf bestimmte Substanzen. Vielleicht helfen Dir bereits die Helferchen 1 – 3, vielleicht aber auch erst die Helferchen, die ich als Letztes angeführt habe. Die Zusammenstellung ist willkürlich und stellt keine Abstufung der Wirksamkeit dar. Probiere am besten das als erstes aus, was Dir am meisten zusagt oder Du vielleicht schon kennst und sowieso verwendest.

Gib nicht auf und probiere so lange weiter, bis Du Deine perfekte Hilfsmischung gefunden hast!

— Powerhelfer 1

Die Maca Pflanze besticht durch Inhaltsstoffe, die dem menschlichen Hormonhaushalt ähneln und eine astreine Durchblutung des Beckenbereiches ermöglichen. Der Pflanze wird nachgesagt, dass sie ein hohes sexuelles Lustpotenzial herbeiführt und eine Erektion dauerhaft ermöglichen kann.

Sogar wissenschaftlich fundiert ist die Wirkung, wie Du hier nachlesen kannst:

https://www.ncbi.nlm.nih.gov/pubmed/12472620

Bitte beachten: Anders als bei herkömmlichen Medikamenten ist dieses Mittel eine Langzeitlösung und Du darfst die Ergebnisse nicht Stunden nach der Einnahme erwarten.

Nimm das Präparat also mindestens einen Monat lang ein und beobachtet Deinen Körper, was sich verändert.

Was Du auch erwarten kannst: Eine deutliche Steigerung Deiner Konzentrationsfähigkeit.

Die Maca Pflanze wird auch gegen Abgeschlagenheit und leichten Depressionen eingesetzt. Frische Macaknollen und die Blätter sind vielseitig verwendbar: mit Joghurt, gemahlen mit Mehl, vermischt in Backwaren oder sogar als Pudding.

„Elle Republic“ schreibt:

> “ *Das weltweit verkaufte Maca Pulver wird aus einem sehr primitiven Wurzelgemüse aus der Familie der Rettiche und Rüben gewonnen. Seit Jahrhunderten wird es für alles Mögliche verwendet. Von der Stärkung des Immunsystems bis zum Ankurbeln der Libido oder der Steigerung der Fruchtbarkeit. Seit einiger Zeit geben es immer mehr Smoothie-Fans in ihren morgendlichen Smoothie, um viele Nährstoffe und einen Energiekick zu bekommen. Und das ganz ohne Koffein! Getrocknete Maca Wurzeln enthalten über 60 verschiedene Nährstoffe und viele Antioxidantien. Dazu 13-16% Proteine, viel Omega 3 und zehn wichtige Aminosäuren. Was Maca außerdem noch so einzigartig macht, ist, dass es wie das chinesische Ginseng Kraut als Adaptogen gilt. Kurz gesagt, eine Heilpflanze, die Stress abbaut und die körpereigenen Abwehrkräfte stärkt. Das Pulver wirkt vitalisierend und gibt Kraft. Also ideal für unsere Burn-Out gefährdete Gesellschaft. Man könnte auch sagen, Maca gibt dem Körper viele Stoffe, die er täglich braucht, damit man sich wohl fühlt. Deswegen essen es die Peruaner bis zu dreimal täglich.*

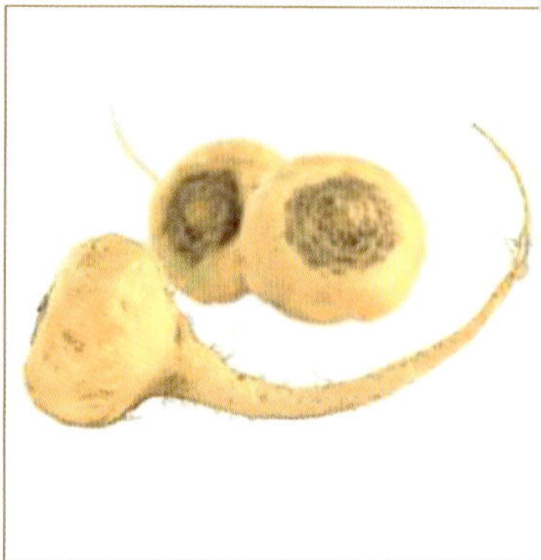

Hier findest Du die Maca Pflanze in Kapselform:

http://amzn.to/2dqYPur

Powerhelfer 2

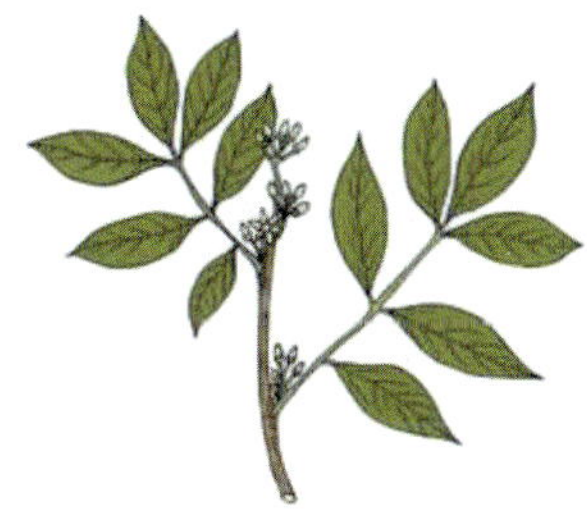

Den Muira Puama Baum gibt es in Südamerika, genauer gesagt in Guyana und auch in Brasilien. Ihm wird die Wirkung eines „natürlichen Viagras“ nachgesagt und am besten verzehren sich die Stoffe als Tee aus der Rinde und aus der Wurzel. Interessant hierbei ist, dass die aphrodisierende Wirkung nicht nur bei Männern, sondern auch bei Frauen getestet wurde: Mit Erfolg! In Frankreich wurde das Ganze getestet und deren Wirksamkeit nachgewiesen. Das bedeutet natürlich nicht, dass es bei jedem Menschen gleichermaßen wirkt und hilft, da jeder Körper anders ist und anders reagiert.

Die „MuiraPuama“ kannst Du als Tabletten oder Kapseln einnehmen.

Hier ist ein Link für Dich:

http://amzn.to/2dr0iAX

Powerhelfer 3

Tribulus Terrestris ist eine Pflanze, die vor allem in tropischen und subtropischen Gebieten weite Verbreitung findet und seit vielen Jahren als Kräftigungsmittel und natürliches Potenzmittel eingesetzt wird. Die Einnahme soll den Testosteronspiegel beim Menschen erhöhen und sich so auf die Sexualität auswirken. Das Sexualhormon Testosteron ist wesentlicher Faktor für das sexuelle Verlangen und die allgemeine sexuelle Leistungsfähigkeit. Eine Einnahme von Tribulus Terrestris soll die Potenz maßgeblich beeinflussen und die Erektionsfähigkeit erhöhen. Positive Nebeneffekte sollen ein verbessertes Wohlbefinden und eine Zunahme der Muskelmasse sein. Die Pflanze wird hauptsächlich zur Vergrößerung der Prostata

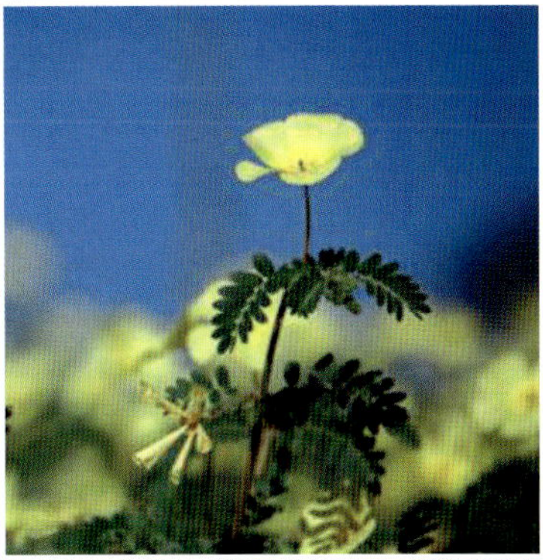

und zur Behandlung der Eierstöcke bei Frauen eingesetzt. Tribulus Terrestris soll die Blutbahnen in der Region der Leiste erweitern und den Testosteronspiegel erhöhen. Beides sind wunderbare Voraussetzungen dafür, Deine Impotenz in den Griff zu kriegen. Tribulus Terrestris ist auch in Kapselform erhältlich.

Hier ist ein Link für Dich:

http://amzn.to/2dQM5fP

Powerhelfer 4

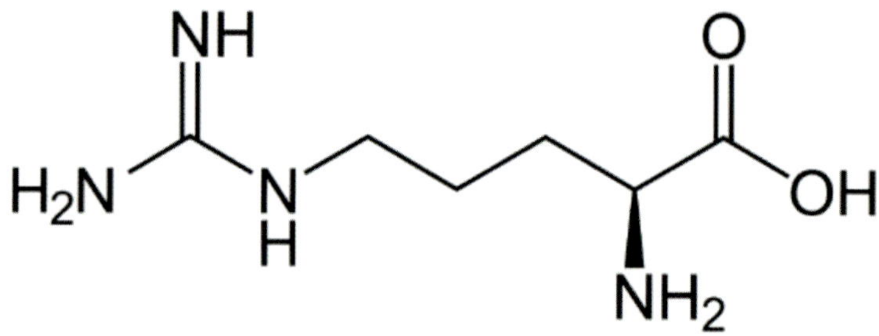

L-Arginin ist eine für den Körper lebensnotwendige (semi-)essentielle Aminosäure. Das bedeutet, dass der Körper den Bedarf an Arginin nicht allein über körpereigene Synthese decken kann, sondern ausreichende Zufuhr von außen benötigt. L-Arginin ermöglicht die Bildung von Stickstoffmonoxid (NO), das als Botenstoff fungiert und physiologisch eine Gefäßerweiterung zur Folge hat. Stickstoffmonoxid aktiviert in den Muskeln die Guanylatcyclase, was zu einer Erschlaffung der glatten Muskulatur und zum Nachlassen des Gefäßtonus führt. Diese gefäßerweiternde Wirkung von Stickstoffmonoxid macht man sich auch beim Einsatz von L-Arginin als natürliches Potenzmittel zunutze. Durch die Gefäßerweiterung wird die Durchblutung im Penis gesteigert, wodurch leichter eine Erektion entsteht und besser gehalten werden kann.

Die Wirkung ist dabei den verschreibungspflichtigen Potenzmitteln wie Viagra und Cialis ähnlich, die den Abbau von Stickstoffmonoxid im Blut einschränken und so auf andere Weise das gleiche Ergebnis erzielen. Als positiver Nebeneffekt tritt oftmals außerdem eine leichte Erhöhung der sportlichen Leistungsfähigkeit verbunden mit einer besseren Regeneration auf.

Die positive Wirkung auf die Potenz konnte, im Gegensatz zu anderen natürlichen Potenzmitteln, bei Arginin durch verschiedene Studien belegt werden. Die genaue Wirkungsweise ist jedoch personenabhängig und nicht genau vorherzusagen. So können die Resultate von Mann zu Mann sehr unterschiedlich ausfallen und auch zeitlich verzögert auftreten. Fest steht jedenfalls, dass eine Wirkung in vielen Fällen erst nach einer.

Einnahmedauer von ca. zwei Wochen beschrieben wird. Es ist also in jedem Falle besonders zu Beginn auf eine regelmäßige Einnahme von L-Arginin zu achten.

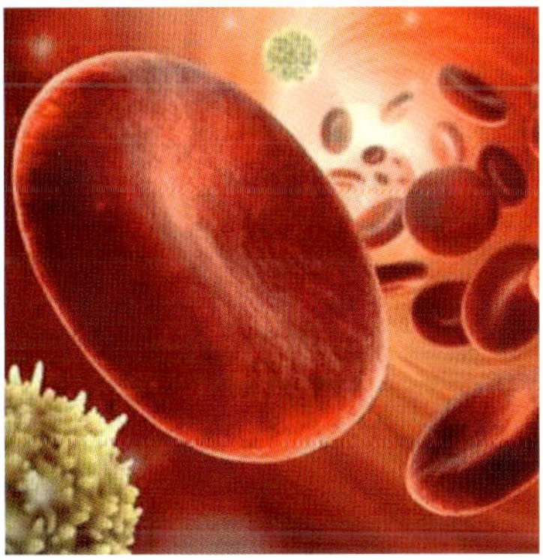

Die nach einigen Wochen einsetzende volle Wirkung, als natürliches Potenzmittel, wird teilweise als enorm beschrieben und dem Effekt von Viagra gleichgesetzt. Durch ein natürliches Potenzmittel, das kein Medikament ist, folgt jedoch ein weitaus besseres Gefühl für den Betroffenen, da Erektionen jederzeit möglich und leichter zu halten sind. L-Arginin ist eine körpereigene Aminosäure und damit kein Medikament, sondern als Nahrungsergänzungsmittel frei verkäuflich. Die Preise liegen hierbei in Apotheken tendenziell höher als bei Bezugsquellen aus dem Internet. L-Arginin ist in Kapselform und als Pulver erhältlich. Teilweise wird berichtet, dass eine Einnahme auf nüchternen Magen die Resorption für den Körper erleichtert. Unabhängig davon sollte außerdem auf eine konsequente und regelmäßige Einnahme geachtet werden, um die größtmögliche Wirkung sicherzustellen. Eine Dosis von 3 bis 5 g pro Tag ist für die Wirkung als natürliches Potenzmittel ausreichend – sagt diese Studie:

https://www.ncbi.nlm.nih.gov/pubmed/10233492

Hier ist ein Link für Dich zum Bestellen bei Amazon:

http://amzn.to/2dr1Jzc

Powerhelfer 5

Warst Du schon mal auf einer Rucksacktour in Südostasien? Nein? Schade! Denn vielleicht hättest Du in Thailand die Pflanze Butea Superba gesehen, die Testosteron enthält und Deinen Sexualtrieb schärft. Ein Arzt extrahierte in mehreren Studien das Hormon aus der Pflanze und konnte anhand zahlreicher wissenschaftlicher Tests die Wirkung der Butea Superba, auch bekannt als „Rote Kwao Krua“, nachweisen. Die medizinischen Eigenschaften der Pflanze sind auf zwei Arten der Spezies der Butea Superba begrenzt. Ihre Wirkstoffe können jedwede Form der Alterungsprozesse aufhalten; dazu gehören eben auch (altersbedingte) Potenzprobleme. Butea Superba ist bekannt für die Erhöhung der Libido bei Männern! Da eine Steigerung der Libido auch immer mit einer verbesserten eigenen Körperwahrnehmung einhergeht, spielt dieser Faktor eine weitere großartige Rolle. Als Aphrodisiakum ist Butea Superba eine wirkliche Powerpflanze, da bei ihrer Einnahme alle Bereiche der menschlichen Libido stimuliert werden. Die Pflanze kommt ohne Nebenwirkungen daher. Es empfiehlt sich lediglich, keine allzu billigen Varianten zu kaufen. Schau in Deinem Reformhaus nach oder frage in einer Apotheke nach der Pflanze. Nicht jede wird Dir Auskunft über sie geben können, aber die meisten Apotheker sind damit vertraut.

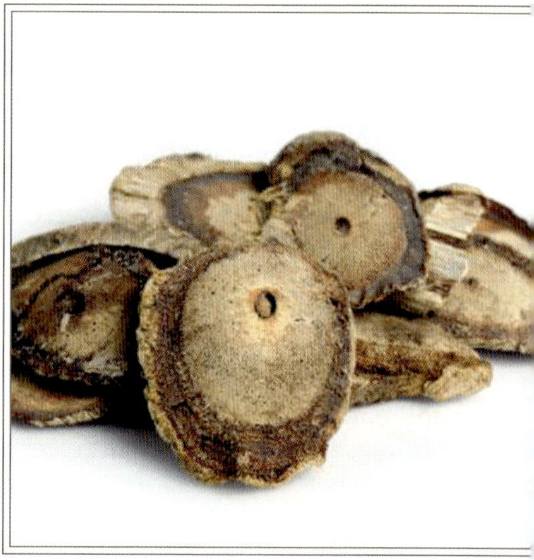

Hier ist ein Link zum Bestellen bei Amazon:

http://amzn.to/2duEhgJ

Powerhelfer 6

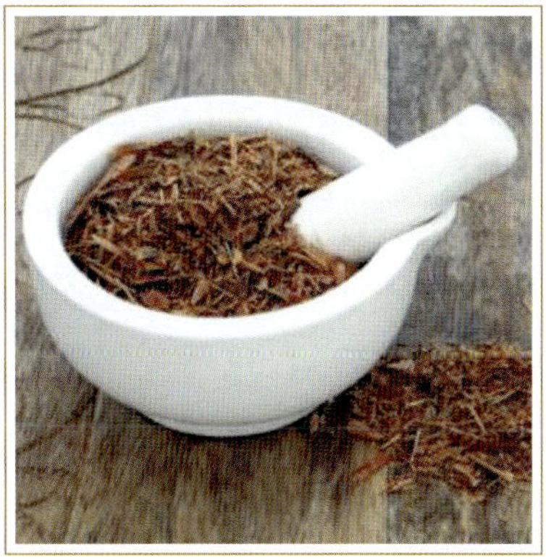

Catuaba – wieder aus Brasilien – hat eine lange Geschichte! Von Anfang: Die Tupi Indianer haben erstmals die stimulierende Wirkung der Pflanze entdeckt und ihr direkt einige Klänge, Gesänge und Songs gewidmet. Eine Infusion aus der Rinde wird in der traditionellen indianischen Kräutermedizin als Aphrodisiakum und Stimulanz für das zentrale Nervensystem gebraucht.

In Catuaba ist es eine Gruppe von drei Alkaloiden synchronisierter Catabuine A, B und C, von denen angenommen wird, dass sie durch Stimulierung des Zentralnervensystems die Sexualfunktionen verstärken. Ein Rindenaussud wird üblicherweise benutzt, um sexuelle Impotenz, Nervosität, Nervenschmerzen, schlechtes Gedächtnis, Vergesslichkeit und sexuelle Schwächegefühle zu behandeln.

Hier ist ein Link für Dich zum Bestellen bei Amazon:

http://amzn.to/2dIZHWv

und hier findest Du Catuaba als Tee:

http://amzn.to/2dr4e4C

Powerhelfer 7

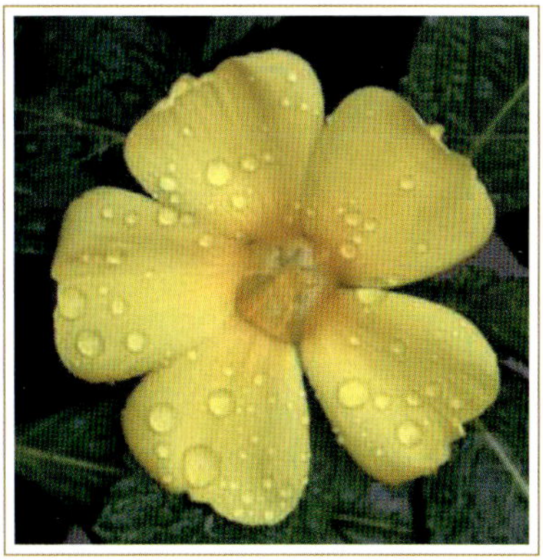

Auf Platz sieben – und ich betone nochmals, dass das kein Ranking darstellt – habe ich Damiana gesetzt, was seit dem Jahr 1880 in Europa verwendet wird. Ursprünglich kommt diese Heilpflanze nämlich – wie so viele andere auch – aus Südamerika. In der indianischen Medizin wurde die Pflanze als Heilmittel bei Asthma geschätzt. Deutlich wird das an ihrem Maya-Namen Mis kok, was „Asthmabesen" bedeutet. Damiana gilt als eine der Top-Pflanzen, wenn es darum geht, die Libido zu stärken; perfekt also für Deine Zwecke! Es gibt nicht wenige Experten, die Damiana als „den perfekten und natürlichen Ersatz zu den berühmten blauen Pillen" sehen.

Hier ist ein Link für Dich zum Bestellen:

http://biotikon.de/shop/produkt.php?aktive_nr=47&gclid=CjwKEAjwydK_BRDK34GenvLB61YSJACZ8da3URhjaw5J521IaO9-7m20I8oO0cY4_r1NXwMqlImpXBoCmP_w_wcB

Powerhelfer 8

Wir springen wieder rüber nach Asien, gehen aber dieses Mal nach China, um dort nach der sogenannten Elfenblume Ausschau zu halten. Die frostharte Elfenblume verträgt trockene Umgebungen und wächst in Wäldern. Ihr wird nachgesagt, dass sie ein bestimmtes Enzym mitten im Penis derart beeinflusst, dass es eine Viagra ähnliche Wirkung gibt. Wie so häufig bildet sich der Vorteil des natürlichen Mittels aus den Nebenwirkungen heraus: Es gibt nämlich keine, sofern Du das natürliche Mittel einnimmst.

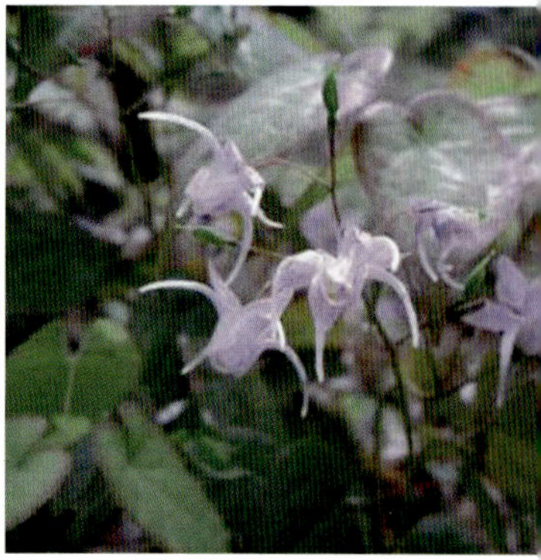

Du kannst die Elfenblume in vielen Formen bestellen. Hier findet Du einen Link zum Bestellen:

http://www.biovea.com/de/product_detail.aspx?PID=1677

Powerhelfer 9

Wir bleiben in China. Den Namen Ginkgo hast Du bestimmt schon mal gehört. Ginkgo Biloba heißt das nächste Helferchen, das ich Dir vorstellen möchte. Sobald Du diesen Powerhelfer einnimmst, verbessert sich die Durchblutung in Deinem Körper, die nicht nur bei der Impotenz helfen kann. Auch Tinnitus, Alzheimer, Schlaganfälle oder neurologische Erkrankungen werden mit Ginkgo Biloba behandelt. Wie bei vielen natürlichen Wirkstoffen und Kräutern, gibt es auch keine fundierten

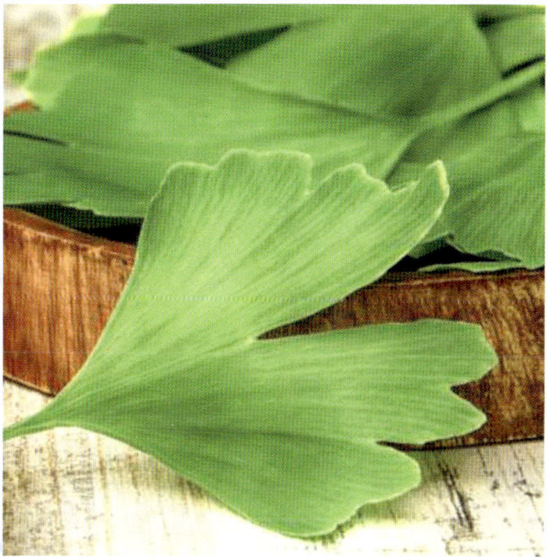

wissenschaftlichen Belege für die Wirksamkeit von Ginkgo Biloba. Aber dem Ginkgobaum wird auch eine verjüngende Wirkung nachgesagt, weshalb er bereits im alten China sehr geschätzt wurde. Heute ist er eine der bedeutendsten Heilpflanzen der Altersheilkunde (Geriatrie), aber auch der Tinnitus-Therapie – wie bereits erwähnt – und bei arteriellen Krankheiten.

Der Ginkgobaum ist in vielerlei Hinsicht faszinierend. Er ist ein botanischer Exot, der Merkmale von Laub- und Nadelbäumen in sich trägt. Selbst seine Fortpflanzungsmethode ist in der Pflanzenwelt einmalig, weil seine Samen erst „hergestellt" werden müssen, bevor

sie angebaut werden können. In China existieren Exemplare, die mehr als 3000 Jahre alt sind. Ein berühmter Ginkgobaum steht in Sendai (Japan). Sein Alter wird auf 1250 Jahre geschätzt. Die Besonderheit sind jedoch seine meterlangen Auswüchse, die ihm den Namen Chichi-Baum einbrachten. Manchmal wird der Ginkgobaum jedoch auch Entenfußbaum, Fächerblattbaum, Japanischer Tempelbaum, Madchenhaarbaum oder Silberaprikose genannt. In Deutschland ist der älteste Ginkgobaum gerade mal 230 Jahre alt. Er wurde 1781 gepflanzt und steht in der Nähe von Magdeburg im Schlosspark des Fürsten von Harbke.

Das Extrakt sollte auf keinen Fall bei gleichzeitiger Einnahme von Medikamenten zur Blutverdünnung eingenommen werden. Es hilft auch bei psychischen Ursachen für ED.

Hier ist ein Link für Dich zum Bestellen:

http://amzn.to/2dQSs2J

SEXUELLE GESUNDHEIT DURCH GESUNDE ERNÄHRUNG

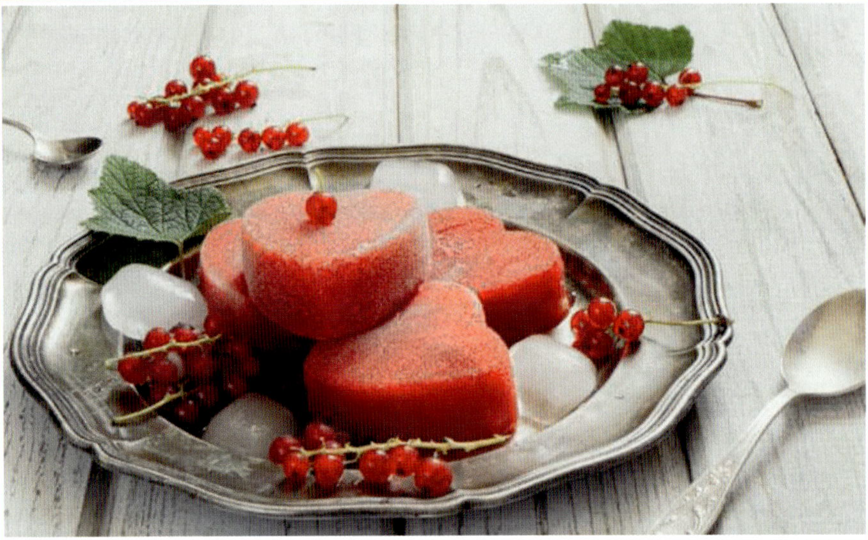

Die Überschrift wirkt auf viele erst mal abschreckend. In den meisten Köpfen erscheint das Wort Diät und damit gleichzeitig auch die Ablehnung. Aber überlege Dir, ob Dir Deine allgemeine Gesundheit und Deine Libido es nicht wert sind, Deine Ernährung ein wenig anzupassen. Ich will Dich hier nicht zu einer knallharten Diät verdonnern. Sport und gesunde Ernährung sind wichtig für Deinen Körper und Dein Wohlbefinden. Beides kannst du einfach in Deinen Alltag integrieren. Dies habe ich weiter oben schon gesagt. Nun will ich Dich aber nicht mit schlauen Ratschlägen alleine lassen, sondern Dir auch eine Art Speiseplan an die Hand geben. In ihm sind Lebensmitteln enthalten, die gut für Dich und vor allem für Deine Potenz sind. Denn das Ziel ist ja immer noch, aus dem dunklen Monster ED eine vergangene Erfahrung zu machen. Wenn Du täglich diese Lebensmittel zu Dir nimmst, wirst Du schon bald eine Veränderung feststellen.

Rote Beeren

Alles, was rot ist, ist gut für das Blut. Das ist eine Faustregel, die in den meisten Fällen Anwendung findet. Rotes Fleisch, also Rind, ist auch gesünder als Schwein.

Zu den roten Beeren gehören Johannisbeeren, die auch sehr gut gegen Depressionen helfen. Sauer macht lustig ist mehr als nur ein Sprichwort. Dabei kannst Du die Beeren pur essen, als Saft oder Schorle trinken oder als Fruchtaufstrich aufs Brot schmieren.

Knoblauch

Männer mögen Knoblauch im Vergleich zu Frauen viel lieber. Frauen geben meistens an, dass sie der anschließende Mundgeruch abschreckt. Ich empfehle Dir auch nicht, Knoblauch direkt vor einem Date zu essen – und wenn du es doch tun solltest: Duschen, gründlich die Zähne putzen, mit Essig ausspülen und ein Glas Milch trinken. Aber hier geht es um die gesunde Funktion. Knoblauch ist gut für den Blutfluss und lässt sich wunderbar mit Deinen Lieblingsgerichten kombinieren. Verzichte auf Tabletten und gemahlenen Knoblauch, sondern verwende frische Zehen, da diese am meisten Wirkstoffe enthalten.

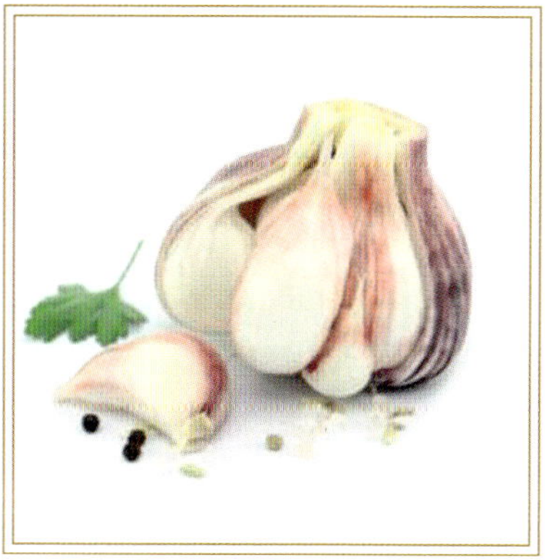

Soja

Sojabohnen sind Deine neuen Freunde. Sie enthalten viel Arginin. Warum das gut ist, habe ich bereits weiter oben beschrieben. Außerdem sind Sojabohnen gut für die Prostata. Du kannst die Bohnen unterschiedlich verarbeiten, z. B. als Mus, Mehlersatz oder als klassische Beilage.

Zink

Du weißt ja mittlerweile, warum Zink wichtig ist. Jetzt musst Du es auch ganz bewusst zu Dir nehmen. Hast Du es schon mal mit Austern probiert? Die haben einen hohen Zinkanteil und gelten in manchen Regionen als wahre Potenzmittel. Aber auch Garnelen, Emmentaler, Rindfleisch und Hülsenfrüchte sind reich an Zink. So kannst Du Dir sogar ein komplettes Essen aus zinkhaltigen Lebensmitteln zubereiten.

Omega 3

Im Gegensatz zu den vorherigen Lebensmitteln und Mineralien ist Omega 3 weniger greifbar. Es zählt zu den ungesättigten Fettsäuren und ist daher gut für Blutdruck, Herz und hilft zur Senkung des Cholesterinspiegels. Vor allem ist es in Fisch und Meeresfrüchten enthalten. Aus diesem Grund bieten sich mehrmals pro Woche Lachs, Makrelen oder auch Sardinen an.

DER 5 TAGE ERNÄHRUNGSPLAN GEGEN ED

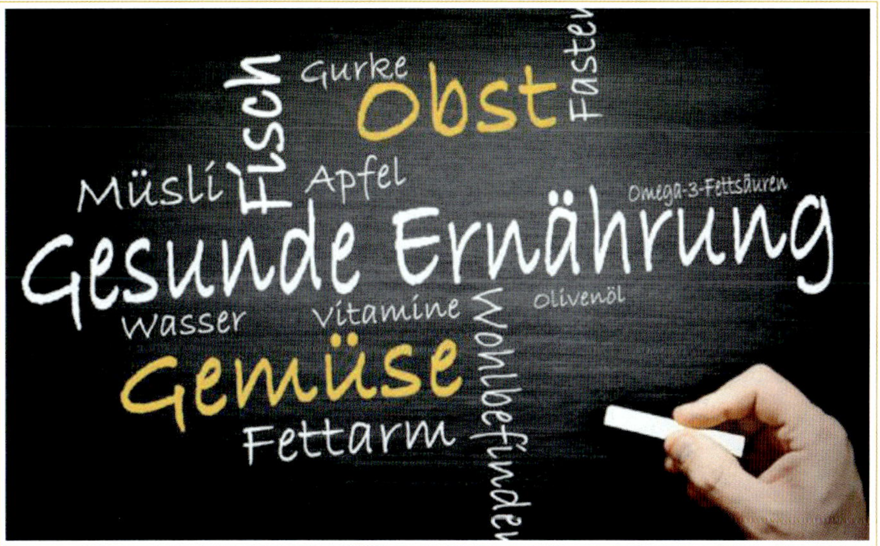

In diesem Kapitel gebe ich Dir Vorschläge für eine komplette Arbeitswochen-Ernährung – mit dem Fokus auf eine Linderung Deiner ED :-)

TAG 1: ROTE BEEREN

Nichts tut Deinem Gefäßsystem so gut wie rote Beeren. Beeren jedweder Art sind empfohlen und herzlich willkommen. Je heller und tiefer die Farbe, desto gesünder werden sich die Beeren auf Deine Gesundheit auswirken.

Hier ist, wie Du sie zubereiten kannst: An Tag # 1 fokussieren wir uns darauf, so viele Beeren wie nur möglich zu essen und können dies auf unzählige Arten und Weisen tun Beginnen wir mit einem schmackhaften Smoothie...

Zutaten:

- *Fettarmer Joghurt*
- *Fettarme Milch*
- *Halbe Tasse zerkleinerte Eiswürfel*
- *Halbe Tasse Rote Beere*

Zubereitung:

Schenke eine Tasse fettarme Milch in das Mixgerät. Füge ½ Tasse des Joghurts hinzu sowie die zerkleinerten Eiswürfel.

Fülle dann ½ Tasse rote Beeren in den Mixer und mixe alles so lange durch, bis es Deine gewünschte Konsistenz erreicht hat. Stelle sicher, dass Du ein paar Beeren übrig lässt, damit Du sie hinterher oben drauf lassen kannst, um damit den Drink zu garnieren.

Mhhh – lecker und gesund!

Du kannst an Tag # 1 auch noch Nahrungsergänzungsmittel verzehren, die zu dem „Kernthema" des Tages passen.

Diese solltest Du entweder morgens zwischen 10 und 11 Uhr oder nachmittags zwischen 16 und 17:30 Uhr zu Dir nehmen...

Du kannst bei dieser Auswahl variieren:

L-Arginin: 5 Gramm

Propionyl-L-Carnitine: 2 Gramm

Zink & Proteine: 1 Tasse Kürbiskerne und Pistazien in einem gleichen Verhältnis

Vitamin B3 (niacin), Nitrate, Flavonoide & Lycopene: Zum Beispiel mittels 240 Gramm Salat, oder 30 Gramm Apfel, 30 Gramm dunkle Schokolade, 60 Gramm Grapefruit, 60 Gramm Rüben.

TAG 2: „NUR MIT MINZE IM GEPÄCK" – KNOBLAUCH-TAG

Heute dreht sich alles um Knoblauch. Und ja – bevor Du fragst – solltest Du sicherstellen, dass Du genügend Minze in Deiner Tasche hast, bevor Du unter Leute gehst ;-)

Knoblauch enthält Allicin. Dies ist ein organisches Sulfat, das dem Blut bei der Zirkulation hilft und damit exzellent auf unser Vorhaben passt.

Hier ist ein Vorschlag, den Du machen kannst: Bereite einen Braten zu und benutze Knoblauch als das Hauptgewürz, das Du dafür verwendest.

Entweder brichst Du den Kopf des Knoblauch ab oder Du schneidest es in kleine Stücke und brätst es auch etwas an.

Und hier wieder die Ergänzungen:

Protein, Vitamin B3 & Zink: 1 ½ Tasse Cashewkerne, Erdnüsse und Pistazie in gleicher Menge

Nitrate: 1 Glas Rhabarbersaft

Lycopene: 1 mittelgroße Mango

Antioxidantien: 1 Tasse Blaubeere

L-Arginin: 5 Gramm Flavonoide, z. B. in Form von 30 Gramm dunkler Schokolade.

TAG 3: SOJA-SOJA-SOJA

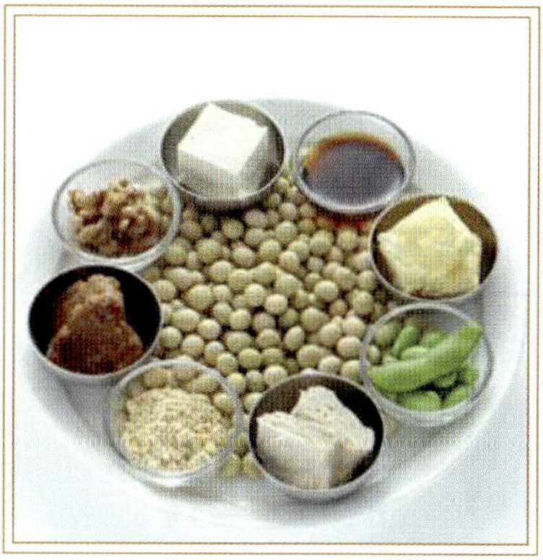

Sojabohnen sind Dein Freund! Sie sind sehr nützlich, unter anderem auch, weil sie eine gute Quelle der Aminosäure L-Arginin sind, die Dein Blut in Wallung bringt.

Auch Deiner Prostata tun Sojabohnen einen Gefallen.

Empfohlene Zubereitung: Sojasauce schmeckt wunderbar zu orientalischen Gerichten, Du könntest z.B. Pak Choi unterrühren und kurz anbraten.

Nahrungsergänzungen:

Protein, Niacin & Zink: 1 ½ Tassen Kürbiskerne und Erdnüsse in gleicher Menge

Flavonoide: 30 Gramm dunkle Schokolade

Lycopene & Nitrate : 1 große Karotte

L-Arginin: 5 Gramm

Antioxidantien: 1 Tasse Cranberries

TAG 4: „ZANK' DICH NICHT" – ZINK

Zink ist ein häufig übersehenes Mineral, wenn es darum geht, gesunde Diäten und Ernährungspläne zu schreiben. Es kann sogar den Unterschied machen, wenn es um Deine Potenz geht.

Hier ist also, was ich Dir empfehle:

Hast Du schon mal Austern probiert? Wenn nicht: Gratuliere! Heute ist Dein Glückstag! Sie schmecken wirklich gut. Wenn Du Dich zierst: Kopf hoch, sie sind gut für Dich!

Du findest verschiedene Rezepte hier:

https://www.chefkoch.de/rs/s0/austern/Rezepte.html!

Empfohlene Ergänzungen:

Antioxidantien: 1 mittelgroßer Apfel

L-Arginin: 5 Gramm

Lycopene: 1 mittelgroße Tomate

Proteine: 2 Esslöffel Erdnussbutter

Vitamin B3: 1 Tasse Sonnenblumenkerne

Nitrate: 1 Glas Rhabarbersaft

Zink & Flavonoide: 60 Gramm dunkle Schokolade

TAG 5: „OH MEIN GOTT“ – OMEGA 3

Omega 3 ist eine essentielle Fettsäure, die in Fisch, wie beispielsweise Lachs und Sardinen, enthalten ist.

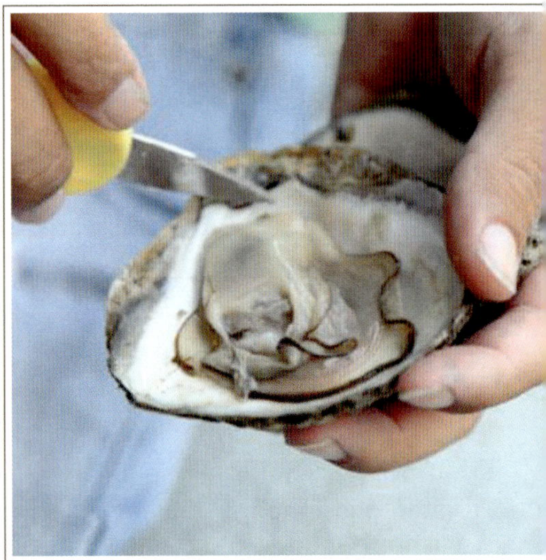

Omega 3 bringt Dein Blut in Wallung und ist gut für Dein Nervensystem.

So kannst Du es zubereiten: Alles, was Fisch ist! Du kannst auswählen, welchen Fisch Du am liebsten magst.... Sardinen, Lachs, Makrele.... Du kannst sie gebraten, gekocht oder gegrillt genießen... mit einem Schuss Zitrone natürlich.

Im Zweifel solltest Du Austern essen...

Und hier sind wieder die Ergänzungen:

Antioxidantien: 1 Tasse Erdbeeren
Propionyl-L-Carnitine: 2 Gramm
Zink & Flavonoide: 60 Gramm dunkle Schokolade
L-Arginine: 5 Gramm
Vitamin B3: 1 mittelgroße Avocado
Nitrate & Lycopene: 1 große Karotte
Proteine: 1 Tasse Mandeln

Mit diesem 5-Tages-Plan fährst Du sehr gut im Kampf gegen Deine ED!

FRAGEN UND ANTWORTEN ZUM 5-TAGES-PLAN

Frage: *Wann kann ich Ergebnisse erwarten?*

Antwort: *Bitte durchhalten! Du kannst nicht SOFORT Ergebnisse erwarten, Dein Körper braucht etwas Zeit, um sich an die neue gesunde Ernährung zu gewöhnen.*

Frage: *Muss ich die Reihenfolge genau so einhalten?*

Antwort: *Die Reihenfolge ist egal, Du kannst auch variieren. Wichtig ist, alle Nahrungsmittel zu verzehren, aufgrund der Inhaltsstoffe.*

Frage: *Gibt es gesundheitliche Risiken?*

Antwort: *Solange Du keine spezifischen Allergien hast (z. B. gegen Nüsse), kannst Du alles bedenkenlos und in großer Menge verzehren. Es handelt sich schließlich in großen Teilen um Gemüse, also um organische Lebensmittel.*

Frage: *Was soll ich tun, wenn ich Erektionen erhalte, die „zu lange" andauern?*

Antwort: *Das Beste ist es jetzt, die Dosierung der Nahrungsergänzungsmittel zu vermindern. Iss ruhig weiter gesund, denn das fördert die Blutzirkulation und hat weitere positive Effekte auf Deinen Körper.*

Frage: *Muss oder darf ich noch Zusätzliches essen?*

Antwort: *Die Empfehlungen sind so konzipiert, dass Du sie zusätzlich zu Deinem normalen Essen zu Dir nehmen solltest. Stelle sicher, dass Du möglichst wenig verarbeitete Lebensmittel zu Dir nimmst.*

EINFACHE REZEPTE MIT GROSSER WIRKUNG

Bevor wir starten, muss ich Dir was Wichtiges mitteilen: Das hier ist LANGFRISTIG zu betrachten. Du kannst nicht von Tag # 1 oder # 2 an Ergebnisse erwarten. Selbst dann, wenn Du nach 3 oder 4 Tagen keine Verbesserung spürst, MUSST Du weitermachen. Bis sich Dein Körper an die neue Ernährung gewöhnt hat, dauert es eine kleine Weile. Wie lange? Das ist von Körper zu Körper unterschiedlich. Mache bitte nicht den Fehler und gib zu schnell auf! Die Natur kann nicht „von jetzt auf gleich" umschalten.

Zuerst möchte Dir das bereits Gelesene in Erinnerung rufen und einige natürliche Stoffe nennen, die Dir gut tun. So kannst Du auch von den Rezepten abweichen und Deine Lieblingsgerichte ergänzen.

Nährstoff	**Lebensmittel**
Antioxidantien	Rote Bohnen, Pintobohnen, schwarze Bohnen, Heidelbeeren, Cranberries, Artischocken, Brombeere, Himbeere, Pflaumen, Erdbeeren, Pecannüsse, Süßkirschen, rote Äpfel, Wassermelonen, Rotkartoffeln
Flavonoide	Äpfel, Aprikosen, Brombeeren, Birnen, Himbeeren, schwarze Bohnen, Zwiebeln, Petersilie, Tomaten, Kohl
Lycopin	Guaven, Wassermelonen, Tomaten, Papaya, Spargel, Grapefruits, Roter Pfeffer, Rotkartoffeln, Mango, Karotten
Nitrate	Bohnen, Knoblauch, Auberginen, Zwetschgen, Ruccola, Karotten, Rüben, Sellerie, Rhabarber
Proteine	Mandeln, Seitan, Erdnussbutter, Joghurt, Sojamilch, Pintobohnen, Kidneybohnen, Linsen, Kürbiskerne, Hüttenkäse, Pistazien, Eier
Vitamin B3 / Niacin	Hühnchen, Pute, Schwein, Thunfisch, Makrelen, Wildlachs, Schwertfisch, Lammleber, braune und weiße Pilze, Erdnüsse, Pfifferlinge, Grüne Erbsen, Sonnenblumenkerne, Avocado
Zink	Sesam, Pinienkerne, Hühnchen, Schwein, Kidneybohnen, Portobello, weiße Pilze, Shirtake, dunkle Schokolade Kakao, Cashewnüsse, Kürbiskerne, Lamm, Weizenkeime, Rindfleisch, Austern

Mit dieser Liste hast Du schon einen wichtigen Überblick auf Deiner Seite. Natürlich sind Sachen dabei, die Du vielleicht nicht kennst oder nicht so gerne isst, aber durch die große Auswahl wirst Du bei jedem Nährstoff etwas gefunden haben, das Dir auch schmeckt. Außerdem kannst Du bereits jetzt sehen, dass Du Deine Lieblingsgerichte mit Kleinigkeiten ergänzen kannst. Nüsse und Kerne kann man prima in Salate oder Saucen als zusätzliches Highlight hinzufügen. Probiere es einfach aus!

Noch eine kleine Anmerkung: Du wunderst Dich vielleicht, dass viele Mengenangaben in Tassen sind. Nutze eine normale Kaffeetasse. Du wirst sehen, dass Du keine top ausgestattete Küche brauchst und Dir das teilweise mühsame Abwiegen und Abmessen sparen kannst. Eine normale Kaffeetasse umfasst ca. 100 ml.

Frühstück

Das Frühstück ist die wichtigste Mahlzeit des Tages. Diesen Satz hast Du bestimmt auch schon ganz oft gehört. Manche frühstücken aber gar nicht oder oft nur sehr kurz. Halte Dich selbst dazu an, mehr oder überhaupt zu frühstücken. Das gibt Dir Power für den Tag und lässt Dich ganz anders starten. Außerdem wirst Du sehen, dass Du über den Tag verteilt weniger Hunger hast und abends kaum noch etwas essen magst, das hilft Dir nebenbei, ein paar Kilos zu verlieren.

Powerlieferanten zum Frühstück

Es gibt eine Handvoll Lebensmittel, die Du allgemein beim Frühstück verwenden solltest. Es sind wahre Powerlieferanten.

Mandelbutter. Weg mit Margarine, Butter oder Marmelade. Mandelbutter ist ein Proteinlieferant, der Deinem Körper guttut und auch noch schmeckt. Zudem liefern Mandeln Zink, etwa 0,53 mg pro Esslöffel und enthalten kaum Salz. Du kannst Mandelbutter auf Brot, Brötchen oder Toast streichen, genauso wie herkömmliche Butter.

Frühstücksspeck ist in den USA sehr beliebt (bei uns ja eher nicht so) und das aus gutem Grund. Nicht nur, weil er einfach schmeckt, sondern weil hier auch ein Zinklieferant vorliegt. Bereits drei Scheiben Speck liefern Dir etwa 0,82 mg Zink.

Noch dazu empfehle ich Dir den Verzehr von Wassermelonen... Gerade im Sommer sind sie einfach zu konsumieren, günstig im Einkauf und total lecker und erfrischend. Wassermelonen enthalten zudem viel Citrulin. Der übermäßige Verzehr von Wassermelonen führt übrigens dazu, dass in heißen Regionen der Welt weniger Impotenz vorhanden ist, als in kalten Gegenden.

Eier waren lange zu Unrecht die schwarzen Schafe der Nahrungsmittel, da man ihnen nachsagte, den Cholesterinwert exorbitant in die Höhe zu treiben. Mittlerweile hat sich das als Mythos erwiesen und Eier werden sogar empfohlen. Sie sind ein Toplieferant an Protein und Zink und können in verschiedenen Varianten zubereitet werden. Außerdem nimmt die Zubereitung keine lange Zeit in Anspruch und Du kannst viel damit kombinieren, beispielsweise Früchte oder Gemüse mit Rühreiern.

Milch macht müde Männer munter – dies ist nicht nur ein langwährender Werbeslogan. Dahinter steht viel Wahrheit, denn das Getränk ist ebenfalls ein Zinklieferant und enthält viel Kalzium, das gut für Deine Knochen ist.

Haferflocken kannst Du prima mit allem kombinieren. Entweder nutzt Du Hafermehl für Brot oder Pfannenkuchen, oder Du nimmst Haferflocken als Müsliersatz. So erhält Dein Körper ausreichend Zink und in der Verbindung mit Obst und Milch hast Du eine Nährstoffbombe, die Dich fit macht.

Vollkornbrot ist in vielerlei Hinsicht gesund, nicht nur wegen des Zinkanteils. Du kannst Vollkornbrot oder auch Vollkorngebäck zu jeder Zeit essen. Achte doch mal darauf, Vollkornmehl zu verwenden, wenn Du Nudeln kochst oder Pfannenkuchen, Brot oder Brötchen einkaufst. Das tut auch der Verdauung sehr gut.

Weizenkeime enthalten Zink und sind prima mit Müsli kombinierbar. 18,8 mg Zink enthält eine Tasse davon. Mach Dir ein Powermüsli mit Haferflocken, Weizenkeimen und frischem Obst, Du wirst die positive Wirkung auf Deinen Körper spüren.

Joghurt ist vielseitig einsetzbar und tut Deinem Verdauungstrakt gut. Versuche Joghurt in Deinen Speiseplan zu integrieren, indem Du Sahne, Schmand und Crème Fraîche dadurch ersetzt.

Frittata mit Ricotta und Kräutern

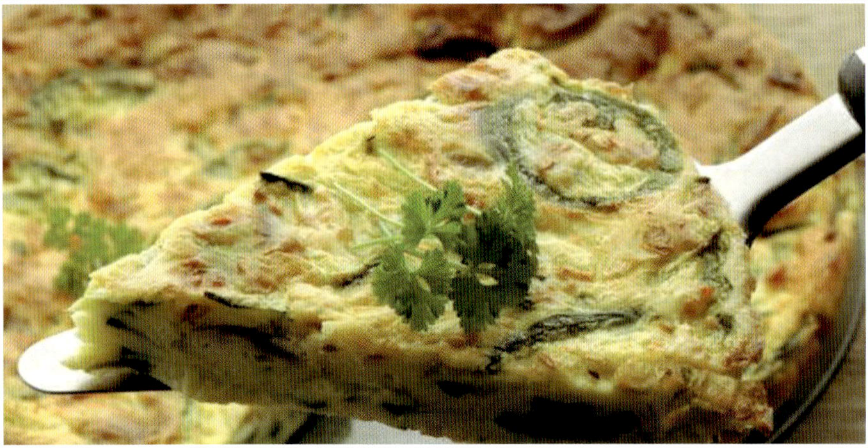

Starte in den Tag mit einer ordentlichen Portion Gemüse. Du wirst Dich satt fühlen, aber kein Völlegefühl haben und die Mahlzeit ist schnell zubereitet. Dein Nutzen: 14g Protein und Antioxidantien, die gut bei ED sind.

Das Rezept ist für acht Portionen. Zubereitungszeit: 30 Minuten

Zutaten:

- *½ und ½ TL schwarzer Pfeffer gemahlen*
- *½ Tasse und 2 EL Olivenöl*
- *Prise rote Paprikaflocken*
- *1 Pfund gehacktes, gemischtes Gemüse (Grünkohl, Mangold o.ä.)*
- *1 mittelgroße Zwiebel, gewürfelt*
- *2 EL geriebener Parmesan*
- *½ TL Salz*
- *10 Eier Größe L*
- *1 EL Rotweinessig*
- *250g Ricotta*
- *Frischer Basilikum*
- *Frische Minze*
- *1 Knoblauchzehe, gehackt*
- *1 EL Pinienkerne*

Zubereitung:

Heize den Ofen auf 180 °C vor. Erhitze 1 EL Öl in einer Pfanne und brate darin die Zwiebel mit den Paprikaflocken glasig an. Füge etwa Hälfte des gehackten Gemüses dazu und sautiere es. Lasse danach das überschüssige Fett abtropfen. Gebe in eine Schüssel Eier, Parmesan, eine Prise Salz und eine Prise Pfeffer und verrühre die Zutaten mit einem Schneebesen. Nun gib das Gemüse und den

Ricotta dazu und hebe beides unter. Schmecke noch einmal mit Pfeffer und etwas mit Essig ab.

Stelle nun erneut die Pfanne auf den Herd und gib die Ei-Gemüse-Mischung dazu. Lass diese von beiden Seiten anbraten, bis sie fest, aber nicht braun ist. Gib den Fladen in ein für den Backofen geeignetes Gefäß und lass ihn 15 Minuten backen.

Währenddessen machst Du das Pesto aus Basilikum, Knoblauch, Minze, Petersilie und Pinienkernen. Hacke die Zutaten klein oder gib sie in einen Mixer, falls zur Hand. Nun gibst Du ½ Tasse Öl hinzu und schmeckst mit Salz und Pfeffer ab.

Die Fritatta sollte vor dem Schneiden etwas abkühlen. Wie einen Kuchen in Stücke schneiden und mit Pesto servieren. Guten Appetit!

Du siehst, dass Du eine große Menge gemacht hast. So hast Du entweder einen Pausensnack oder bereits das Frühstück für die nächsten Tage.

Geschmortes Kohl Omelett

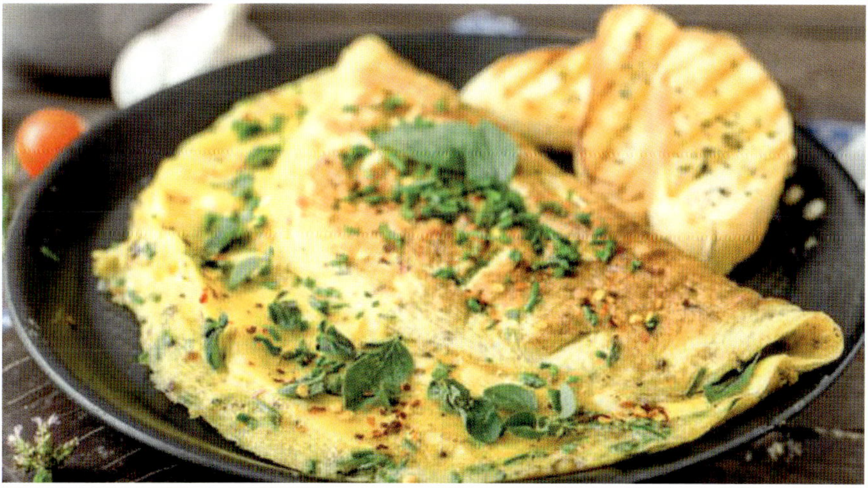

Das hier ist ein Rezept, das reich an Antioxidantien ist und gleichzeitig wenig Kohlenhydrate hat. Du nimmst damit 16 g Protein, Lycopin, Zink und Antioxidantien zu Dir.

Die Angaben ergeben 4 Portionen. Zubereitungszeit: 30 Minuten.

Zutaten:

- *4 Eiweiß*
- *½ TL schwarzer Pfeffer*
- *¾ Tasse gehackte Kirschtomaten*
- *etwas geriebener Parmesan*
- *6 Eier Größe L*
- *2 EL gehackter Oregano*
- *¾ TL Salz*
- *2 Tassen geschmorter Grünkohl ohne Käse, abgetropft und feingehackt*

Zubereitung:

Heize den Ofen auf 180°C vor. Verrühre in einer Schüssel die 6 Eier, 4 Eiweiß, Salz, Pfeffer, Parmesan und Oregano mit einem Schneebesen. Erhitze eine Pfanne und sautiere die Tomaten und den Grünkohl für etwa drei Minuten. Nun gib die Eimischung hinzu und achte darauf, dass sich Ei und Gemüse miteinander vermischen. Wenn das Ei festgeworden ist, gib es in ein backofengeeignetes Gefäß und lass es ca. 20 Minuten goldbraun backen.

Rührei mit Käse

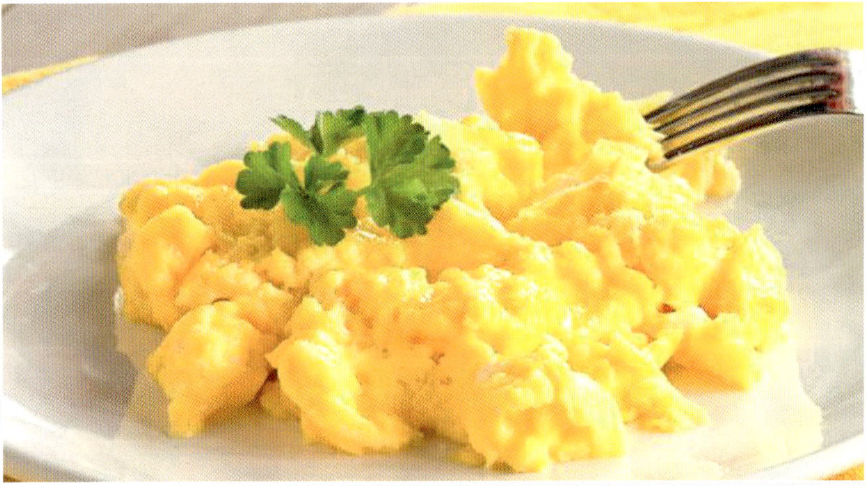

Schnell, einfach und lecker: Rührei mit Käse. Diese Powerkombination liefert Dir Kalzium, Vitamin D und Protein. Du fühlst Dich danach fit und nicht aufgebläht und kannst gut in den Tag starten. Der Nutzen bei ED sind 16 g Protein, die Du Dir nimmst.

Das Rezept ergibt 6 Portionen. Zubereitungszeit: 10 Minuten

Zutaten:

- *1 kleine rote Zwiebel, fein gewürfelt*
- *12 Eier Größe L*
- *2 EL gehackter Schnittlauch*
- *Prise Salz*
- *1 Jalapeno, fein gehackt*
- *Prise Pfeffer*
- *2 EL Butter*
- *100 g Ziegenkäse*

Zubereitung:

Gib die Butter in eine Pfanne und brate die Zwiebel und Jalapeno darin an. Verrühre die Eier in einer Schüssel und füge etwas Salz und Pfeffer hinzu. Gib diese Mischung in die Pfanne und brate die Eier an. Rühre währenddessen immer wieder mit einem Kochlöffel in der Masse, bis die Eier goldbraun sind. Nun füge den Ziegenkäse und den Schnittlauch hinzu und lass ihn darin schmelzen. Du kannst dazu eine Scheibe Vollkornbrot servieren.

Speck und Jalapeno Eisandwich

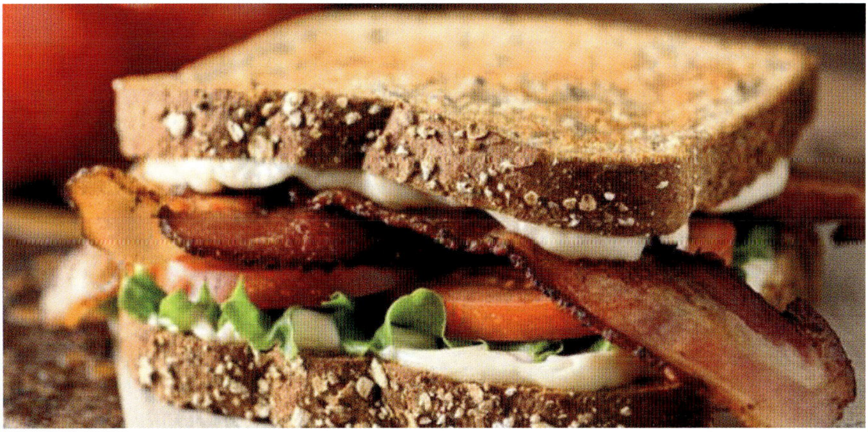

Wenn Du auf Sandwiches stehst, musst Du ihnen nicht abschwören, nur weil Du Deine Ernährung umstellst. Ich habe hier ein tolles Rezept für ein Sandwich mit Speck oder Schinken – ganz nach Deinem Geschmack – Eier und Jalapenos sind auch dabei. DU bekommst 21 g Proteine, Lycopin und Zink geliefert und hast ein schmackhaftes Sandwich, das Du auch gut als Snack mit auf die Arbeit nehmen kannst.

Das Rezept ist für ein Sandwich. Zubereitungszeit: 6 Minuten

Zutaten:

- *1 Vollkornmuffin (Du kannst auch zwei Scheiben Vollkornbrot oder Toast nehmen)*
- *1 Ei Größe L*
- *2 dünne Scheiben rote Zwiebel*
- *1 Stück Speck oder Putenschinken*
- *etwas fettarmen Cheddar oder Emmentaler, gerieben*
- *Pfeffer*
- *Koriander*
- *½ Jalapeno*
- *1 Scheibe Tomate*

Zubereitung:

Brate den Speck an und lege ihn beiseite. Schneide den Muffin in zwei Hälften (oder nimm zwei Scheiben Brot / Toast) und brate die Innenflächen kurz an. Lege auch diese beiseite. Nun verquirlst Du das Ei, schmeckst es mit Salz und Pfeffer ab und gibst den Käse dazu. Dies lässt Du kurz in der Pfanne anbraten, dass es nicht mehr flüssig ist. Dann verteilst Du es auf dem Muffin oder Brot und fügst den Speck und die restlichen Zutaten dazu. Fertig!

Omelett mit Thunfisch und Frischkäse

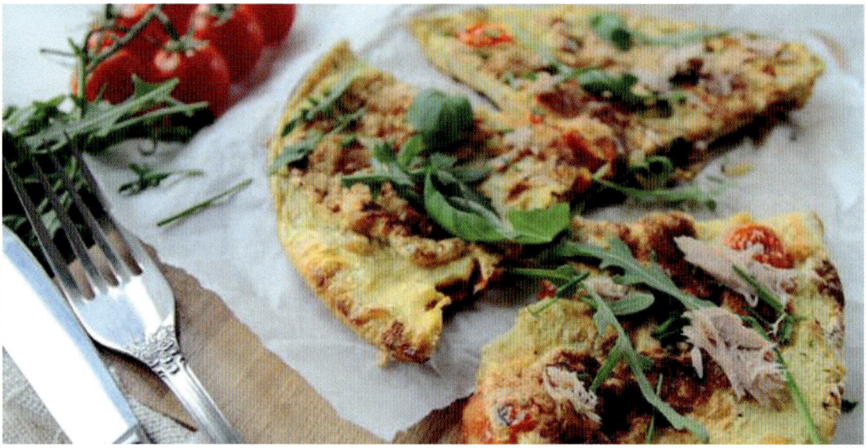

Du hast es eilig und willst ein leckeres und zugleich abwechslungsreiches Frühstück? Dann habe ich genau das richtige Rezept für Dich. Dieses

Rezept ist auch als schnelles Abendessen geeignet, nimmst Du mit diesem Omelett Proteine, Zink und Vitamin B3 zu Dir.

Das Rezept ist für zwei Portionen. Zubereitungszeit: 12 Minuten

Zutaten:

- *½ Zwiebel, gehackt*
- *½ Tasse saure Sahne*
- *2 TL Öl*
- *5 Eier*
- *3 EL Frischkäse*
- *60g schwarze Oliven, geschnitten*
- *150g Thunfisch*
- *Prise Knoblauchpulver*
- *1 Tasse geriebener Mozzarella*
- *¼ Tasse Milch*
- *Prise Dill*

Zubereitung:

Sautiere die Zwiebel in Öl. Währenddessen vermischst Du in einer Schüssel den Käse, Thunfisch, Oliven, Gewürze und die sautierten Zwiebeln. In einer weiteren Schüssel vermischst Du Milch und Eier und brätst diese in einer Pfanne von beiden Seiten an. Wenn die Eier goldbraun sind, bedeckst Du eine Hälfte davon mit der Thunfischmischung und klappst die zweite Ei-Hälfte darüber. Nimm die Pfanne vom Herd und setze einen Deckel drauf. Der Käse schmilzt durch die Restwärme innerhalb weniger Minuten.

Crostini mit pochiertem Ei und Senfsauce

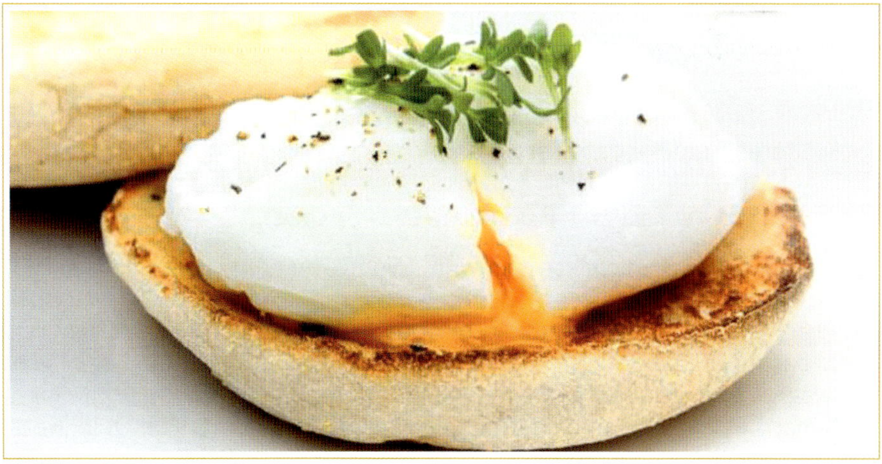

Pochierte Eier erfreuen sich immer mehr an Beliebtheit. Viele schrecken davor zurück, diese zu Hause zu machen, weil sie denken, es sei kompliziert. Aber es ist einfach und Du wirst feststellen, dass es sogar schnell geht. Dieses Rezept liefert Dir Kohlenhydrate, Ballaststoffe, Zink, Antioxidantien und 13 g Protein.

Das Rezept ergibt 4 Portionen. Zubereitungszeit: 10 Minuten

Zutaten:

- *1 EL Dijonsenf*
- *1 EL gehackter Schnittlauch*
- *Prise Salz*
- *Prise Pfeffer*
- *¼ Tasse fettarme, saure Sahne (oder Joghurt)*
- *2 TL Wasser*
- *1 TL Zitronensaft*
- *4 Eier Größe L*
- *2 Tassen Spinat*
- *4 Scheiben Vollkornbrot, geröstet*
- *1 TL Essig*

Zubereitung:

Mische in einer Schüssel saure Sahne, Dijonsenf, Zitronensaft, Schnittlauch, Salz, Pfeffer und das Wasser. Verteile das Brot auf vier Teller und belege die Scheiben mit dem Spinat (wenn Du tiefgefrorenen Spinat nimmst, musst Du ihn vorher kurz in Wasser kochen und sorgfältig abtropfen lassen). Nimm einen Topf und bringe etwas Wasser zum Kochen, füge dann den Essig hinzu. Nimm eine Tasse und schlage ein Ei hinein, kippe den Inhalt in das kochende Wasser. Diesen Vorgang wiederholst Du für jedes Ei. Lass die Eier etwa drei Minuten köcheln und nimm sie dann vorsichtig mit einem Schaumlöffel heraus. Lasse sie abtropfen oder tupfe sie vorsichtig mit einem Küchentuch ab, bevor Du sie auf die Brotscheiben legst.

Tipp: Nach Belieben kannst Du auch noch Oliven, Tomatenwürfel und weiteres Gemüse dazu servieren.

Pochiertes Ei mit Parmesan und Spargel

Pochieren ist gar nicht so schwer. Wenn Du das vorherige Rezept ausprobiert hast, hast Du sogar schon etwas Übung. Ich stelle Dir jetzt noch ein Rezept vor, das auch wieder zum Abendessen gut geeignet ist. Beachte aber, dass der Spargel den Harndrang steigert. Die Mahlzeit liegt leicht im Magen und versorgt Dich mit einer ordentlichen Portion Vitaminen, Proteinen, Folsäure, Antioxidantien, Zink und Vitamin K. Für Dein Herz-Kreislauf-System ist das optimal.

Das Rezept ist für 4 Portionen. Zubereitungszeit: 15 Minuten

Zutaten:

- *4 EL geriebener Parmesan*
- *1 EL Butter*
- *1 TL Essig*
- *2 Bund Spargelstangen*
- *1 EL Olivenöl*
- *8 Eier Größe L*
- *1 Knoblauchzehe, gehackt*
- *2 TL Petersilie, gehackt*
- *2 EL Zitronensaft*
- *2 TL Salz*
- *Prise Pfeffer*

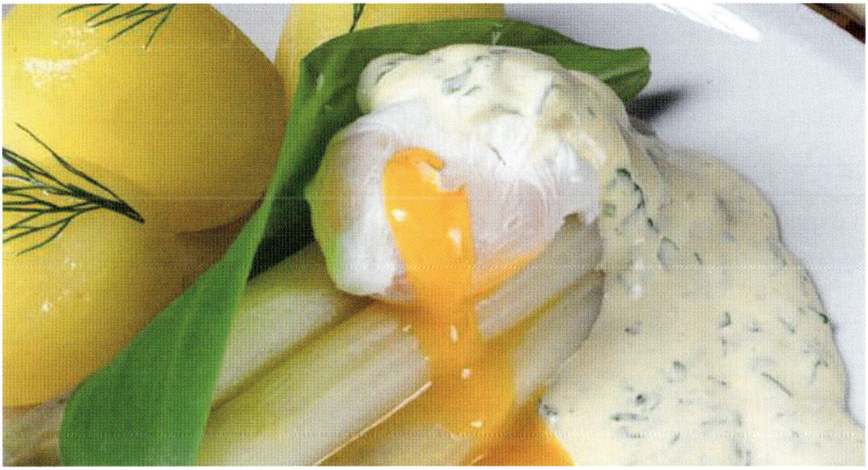

Zubereitung:

Schäle zuerst den Spargel und schneiden die holzigen Enden ab. Bringe Wasser in einem Topf zum Kochen, gib den Spargel hinein und gare ihn etwa 4 Minuten lang. Nimm ihn danach heraus und lege ihn separat. Gib in eine Pfanne oder einen niedrigen Topf Wasser und Essig und bringe es zum Kochen. Schlage immer ein Ei in eine Tasse und gib es in das heiße Wasser. Lass die Eier etwa drei Minuten köcheln und nimm sie dann vorsichtig mit einem Schaumlöffel heraus. Lasse sie abtropfen oder tupfe sie vorsichtig mit einem Küchentuch ab. Brate in einem weiteren Topf den Knoblauch an, füge Öl, Zitronensaft, Petersilie, Salz und Pfeffer hinzu. Verteile den Spargel gleichmäßig auf vier Teller, lege jeweils zwei Eier dazu und übergieße beides dann vorsichtig mit der Kräuter-Öl-Marinade. Zum Garnieren verwendest Du den Parmesan.

Guten Appetit!

Zusammenfassung

Du hast nun eine Handvoll leckerer Frühstücksrezepte, die Du auch nach Belieben und Geschmack variieren kannst. Wenn Du mal keine Lust auf Kochen am Morgen hast, dann mach Dir ein Haferflockenmüsli mit Weizenkeimen und frischem Obst und Joghurt. Durch die zu Beginn in der Tabelle aufgeführten Lebensmittel hast Du einen Wegweiser an der Hand, der Dir beim Einkaufen hilft und Dich dazu ermutigt, eigene Rezepte auszuprobieren. Trau Dich! Erlaubt ist, was schmeckt. Du kannst aus den bisher genannten Rezepten auch tolle Snacks fürs Büro machen, falls Du zwischendurch Hunger bekommst oder keine Zeit hast, ein ausgewogenes Mahl zu kochen.

Mittagessen

Das Mittagessen solltest Du nur im Notfall ausfallen und auch nicht schnell in Dich reinfuttern. Mir ist bewusst, dass manchmal einfach die Zeit fehlt, um sich eine vollwertige Mahlzeit zu kochen und sich in Ruhe hinzusetzen. Das ist auch okay, aber es darf nicht zur Regel werden. Nimm Dir Deine Mittagspause, um aufzutanken und Kraft für den Nachmittag zu schöpfen. Ich habe Dir Rezepte zusammengestellt, die schnell und einfach zuzubereiten sind, die Du perfekt vorbereiten kannst und die Deinen Geldbeutel schonen.

Krabbenröllchen

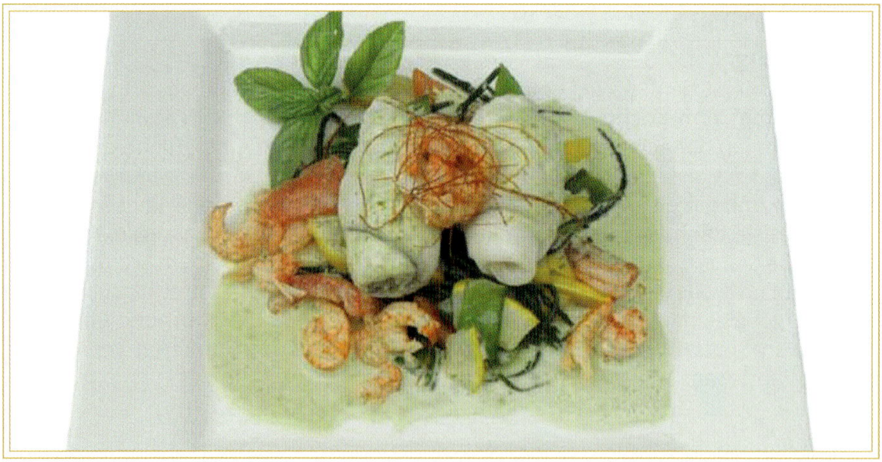

Du kannst entscheiden, ob Du Krabben oder doch Hummer verwendest. Das ist eine Kosten- und Geschmacksfrage. Krabbenröllchen können sowohl pur als auch mit einem bunten Salat serviert werden. Der Gesundheitsnutzen für Männer mit ED: 21 g Protein und Antioxidantien.

Das Rezept ist für 4 Portionen ausgelegt. Zubereitungszeit: 10 Minuten

Zutaten:

- *1 EL geriebene Zitronenschale*
- *1 TL scharfe Sauce (Saucenart und die Menge sind ganz Deinem Geschmack überlassen)*
- *¼ Tasse geschnittenen Schnittlauch*
- *Prise Pfeffer*
- *¼ Tasse fettarme Mayonnaise*
- *Prise Salz*
- *¼ Tasse Schalotten, gehackt*
- *4 Vollkorn-Hotdog-Brötchen*
- *¼ Tasse Sellerie, gehackt*
- *350 g Krabbenfleisch*
- *8 Blätter Blattsalat*
- *3 EL Zitronensaft*

Zubereitung:

Zitronenschale und –saft, scharfe Sauce, Mayonnaise, Salz und Pfeffer in eine Schüssel geben und verrühren. Sellerie, Schalotten und Schnittlauf unterheben. Die Brötchen mit Salat auskleiden Krabben und Creme darauf verteilen. Du kannst die Krabben auch vorher mit der Creme vermischen, doch du musst diese aber dann vorsichtig unterheben, da sie sehr leicht reißen können.

Tipp: Wenn Du keine Brötchen magst, kannst Du auch Pfannenkuchen machen. Dazu gibst Du 150 g Vollkorn, ein Ei, eine Prise Salz und 5 EL Wasser in eine Schüssel und verrührst alle Zutaten. Achte darauf, dass sich keine Klümpchen bilden. Wenn der Teig noch zu fest und zäh ist, füge noch etwas Wasser hinzu. Erhitze in einer Pfanne Öl und gib je nach Größe der Pfanne jeweils eine Schöpfkelle Teig hinein. Verteile den Teig auf den Boden und backe goldbraune Fladen.

Wenn Du dieses Rezept vorbereitest, transportiere die Krabbencreme und die Brötchen getrennt voneinander und richte erst kurz vor dem Essen die Krabbenröllchen auf einem Teller an – sonst wird das Brot etwas labberig, weil die Feuchtigkeit aus der Creme saugt.

Hühnchensalat mit weissen Bohnen

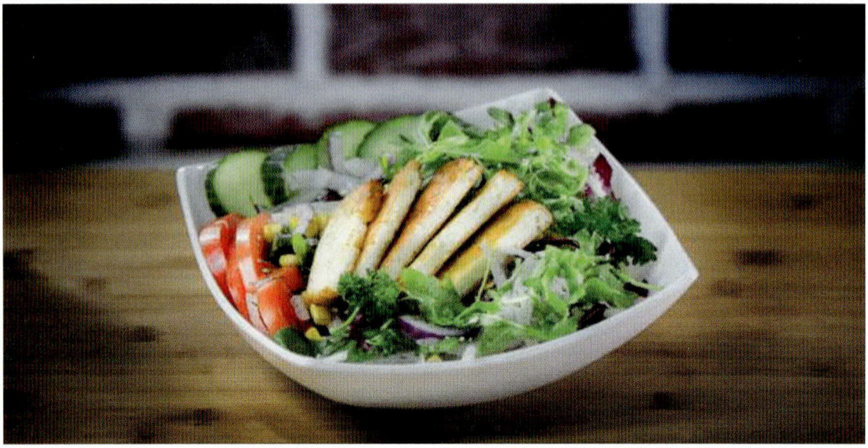

Schmackhaft, knackig, gesund und einfach vorzubereiten: Dieser Salat liefert Dir Zink, Antioxidantien und 34g Protein. Du hast einen fabelhaften Energielieferant, den Du ohne das Fleisch auch super als Beilage zu Steak servieren kannst.

Das Rezept ist auf vier Portionen ausgelegt. Zubereitungszeit: 10 Minuten

Zutaten für die Vinaigrette:

- *5 EL Öl*
- *Prise Salz*
- *6 EL Orangensaft*
- *1 EL Dijonsenf*
- *1 mittlere Knoblauchzehe, gehackt*
- *4 Tasse Weinessig*
- *Zutaten für den Salat:*
- *250 g Hühnchenbrust, in Würfel geschnitten*
- *½ Tasse Sellerie, gewürfelt*
- *Salz und Pfeffer zum Abschmecken*
- *2 Tassen Radicchioblätter, zerrupft*
- *½ Tasse getrocknete Tomaten*
- *50 g Weiße Bohnen, abgetropft*
- *¼ Tasse Ricotta, gewürfelt*
- *Basilikum*
- *2 Tassen Römersalat, zerrupft*
- *2 Tassen Zucchini, gewürfelt*

Zubereitung:

Für die Vinaigrette gibst Du alle Zutaten in eine Schüssel und verrührst sie. Nach Belieben kannst Du eine Prise Pfeffer hinzufügen.

Für den Salat brätst Du die Hühnchenbrust in etwas Öl an. Dann vermischst Du alle Zutaten und mischst sie mit einem Salatbesteck gut durch.

Zum Servieren musst Du nur noch die Vinaigrette über den Salat geben. Fertig.

Du kannst alles prima vorbereiten und mit ins Büro nehmen. So hast Du schnell ein leckeres Mittagessen gezaubert. Wenn Du magst, kannst Du dazu eine Scheibe Vollkornbrot servieren.

Bunter, gemischter Salat

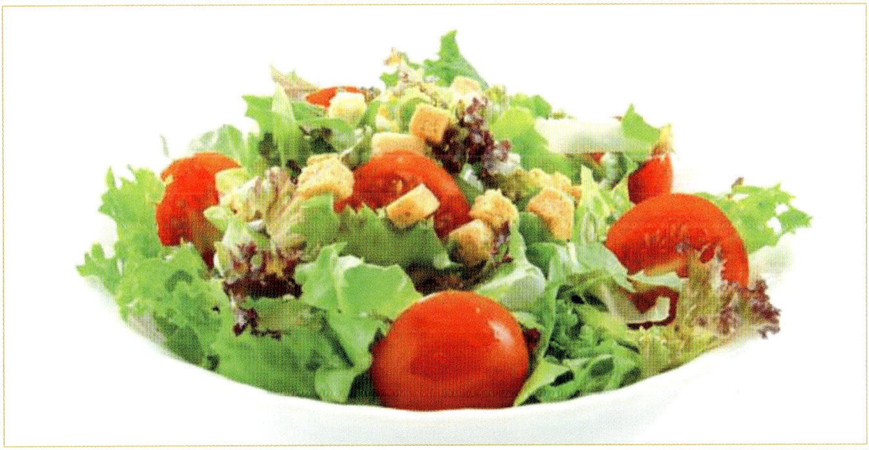

Schon wieder Salat? Vielleicht denkst Du Dir, dass Grünfutter nichts für Dich ist und Du davon nicht satt wirst. Aber ich verspreche Dir, dass Du satt werden kannst und den Salat auch gerne essen wirst. Lass Dich einfach mal drauf ein. Natürlich kannst Du Salat auch immer super als Beilage verwenden, zum Beispiel zu Steak. Das Gute ist, dass Du auch hier alles zu Hause vorbereiten kannst.

Das Rezept ist ausgelegt für 4 Portionen. Zubereitungszeit: 10 Minuten

Zutaten:

- *2 EL Schalotten, gehackt*
- *½ Tasse Blauschimmelkäse, zerkleinert*
- *Prise Pfeffer*
- *Prise Salz*
- *150 g Hühnerbrust, gekocht*

- *10 Tassen gemischte Blattsalat, zerrupft*
- *2 Eier, gekocht und zerkleinert*
- *2 EL Öl*
- *2 Tassen Tomaten, gewürfelt*
- *1 Gurke, in Scheiben geschnitten*
- *1 Avocado, gewürfelt*
- *2 Scheiben gekochter Speck, gewürfelt*
- *3 EL Weinessig*
- *1 EL Dijonsenf*

Zubereitung:

Verrühre in einer Schüssel Schalotten, Pfeffer, Salz, Essig, Senf, und Öl. In einer zweiten Schüssel vermischt Du alle restlichen Zutaten und gibst etwa die Hälfte des Dressings dazu. Beim Servieren verteilst Du den Salat auf Teller und träufelst das restliche Dressing darüber.

Du kannst auch Huhn, Speck und Eier erst beim Servieren auf den Salat legen und nicht bereits vorher damit vermischen.

Huhn-Tomaten-Brokkoli-Salat

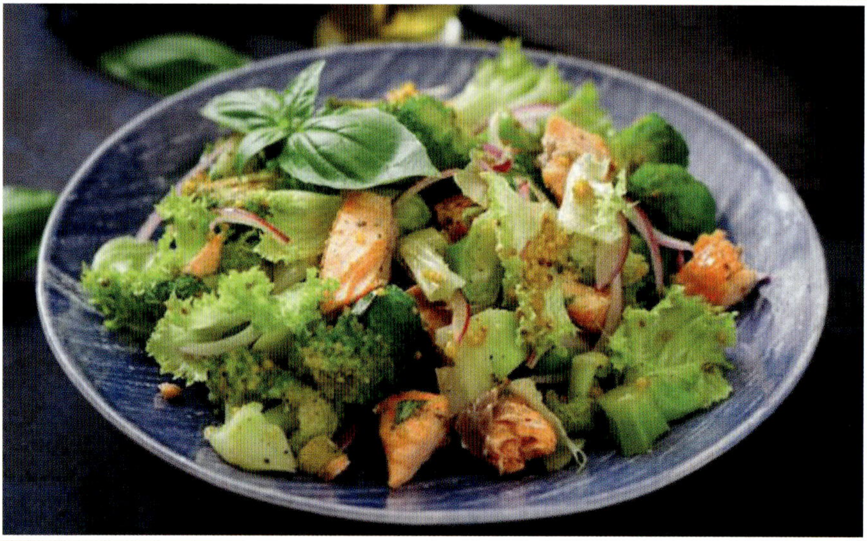

Protein, Antioxidantien und Lycopin liefert Dir dieses Rezept. Du brauchst ein bisschen mehr Vorbereitungszeit dafür, aber das Geschmackserlebnis ist toll.

Das Rezept ist für 6 Portionen. Zubereitungszeit: 30 Minuten

Zutaten:

- *Salz*
- *750 g Hähnchenbrust*
- *4 Tassen Brokkoliröschen*
- *Pfeffer*
- *Chilipulver*
- *¼ Tasse Zitronensaft*
- *750 g Tomaten*
- *2 TL Öl*

Zubereitung:

Das Huhn mit so viel Wasser in einen Topf geben, dass es vollständig bedeckt ist, abdecken und köcheln lassen. Anschließend das Huhn auf einem Schneidebrett mit zwei Gabeln zerfetzten („pulled chicken"). In einem weiteren Topf Wasser zum Kochen bringen und die Brokkoliröschen etwa 5 Minuten köcheln lassen, bis sie weich, aber nicht matschig sind. Dann vorsichtig abseihen. Währenddessen Tomaten waschen, entkernen und in Stückchen schneiden. Etwas Öl in einer Pfanne erhitzen und die Tomaten solange kochen lassen, bis fast verkohlen, also an den Rändern schon sichtbar braun werden. Die Tomaten beiseitelegen und wiederum Öl in der Pfanne heißwerden lassen. Die Gewürze hinzufügen, Zitronensaft dazugeben. Die Pfanne vom Herd nehmen. Nun Huhn, Brokkoli, Tomaten und Dressing in einer Schüssel vermischen und servieren. Auch hierzu schmeckt eine Scheibe Vollkornbrot.

Eiersalatsandwich mit Brunnenkresse

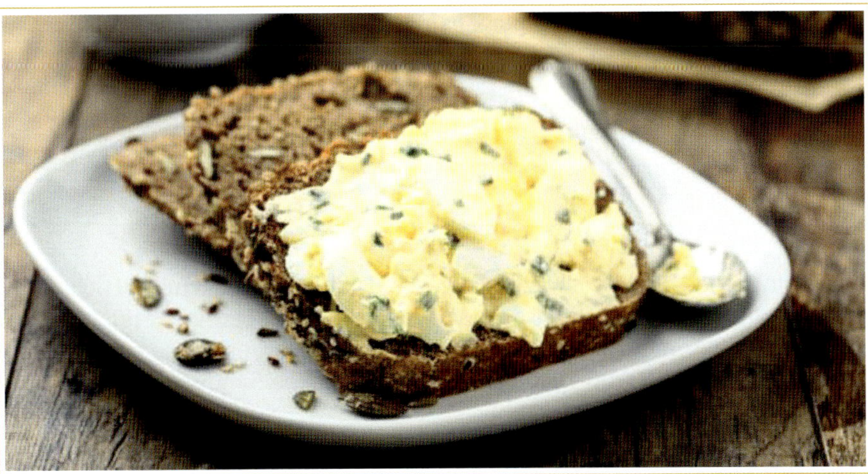

Auch für das Mittagessen habe ich ein Sandwichrezept herausgesucht – weil es einfach praktisch ist und immer schmeckt. Der Vorteil für Dich sind 16 g Protein und Vitamin B3.

Das Rezept ist für 4 Portionen. Zubereitungszeit: 12 Minuten

Zutaten:

- *3 EL saure Sahne oder Naturjoghurt*
- *1 EL körniger Senf*
- *8 Scheiben Pumpernickel (wahlweise auch Vollkorntoast oder ein anderes Vollkornbrot)*
- *4 Frühlingszwiebeln, gehackt*
- *8 Eier, hartgekocht*
- *Salz*
- *Pfeffer*
- *Paprikapulver*
- *¾ Tasse Brunnenkresse*
- *1 EL fettarme Mayonnaise*

Zubereitung:

Trenne Eiweiß und Eigelb voneinander. Du kannst das auch machen, bevor Du die Eier hartkochst und beides getrennt voneinander zubereiten. Für den Eiersalat brauchst Du nur zwei der Eigelbe. Ungekocht kannst Du aus dem Rest prima Rührei für Dein nächstes Frühstück machen. Nimm zwei der Eigelbe und zerdrücke sie. Füge Sauerrahm (oder Joghurt), Senf und Mayonnaise hinzu. Salz, Pfeffer und Paprikapulver verwendest Du zum Abschmecken. Nimm alle Eiweiße und zerschneide sie, dann füge die Zwiebeln hinzu und vermische alles mit der Eigelbmasse. Verteile auf der Hälfte der Brotscheiben die Kresse und anschließend den Eiersalat. Bedecke dies nun mit den übrigen Brotscheiben. So schnell hast Du ein tolles Mittagessen. Wenn Du das schon vorbereitest, kannst Du wieder Brot und Eiersalat getrennt mit ins Büro nehmen und ganz frisch zusammensetzen. Dann weicht das Brot nicht durch.

Tipp: Wenn Du die Brotscheiben vorher vorsichtig anröstest, hast Du ein knuspriges Mittagessen.

Lachssalat Sandwich

Noch ein tolles Sandwichrezept, dieses Mal mit köstlichem Lachssalat. Du erinnerst Dich sicherlich, dass Wildlachs ein ausgezeichneter Lieferant von Omega 3-Fettsäuren ist. Außerdem bekommt Dein Körper noch 22 g Protein, Vitamin B3 und Lycopin zugeführt. Dieses Sandwich ist ein tolles Mittagessen oder Abendessen.

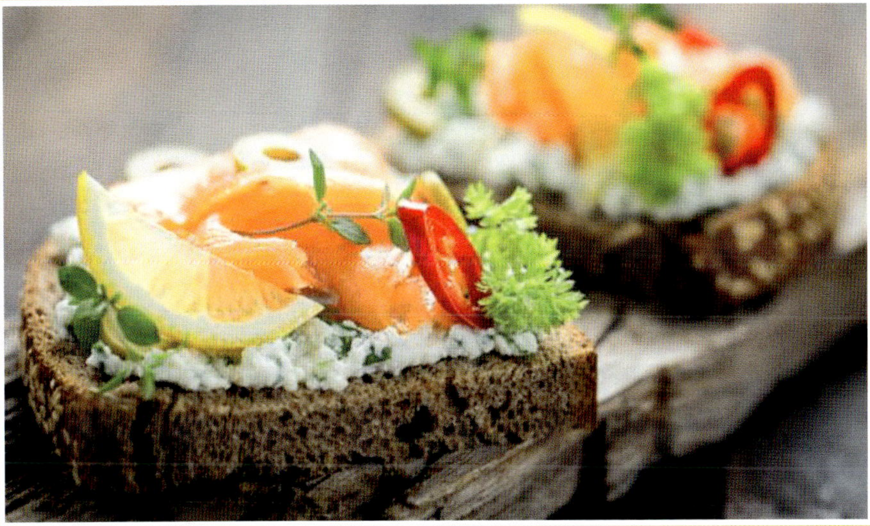

Das Rezept ist für 4 Sandwiches. Zubereitungszeit: 10 Minuten

Zutaten:

- *¼ Tasse rote Zwiebeln, gehackt*
- *2 große oder 4 kleinere Blätter Römersalat*
- *2 EL Zitronensaft*
- *1 EL Öl*
- *8 Scheiben Pumpernickel (wahlweise auch ein anderes Vollkornbrot)*
- *Prise Pfeffer*
- *Prise Salz*
- *300 g Alaskaseelachs*
- *4 EL Frischkäse*
- *8 Scheiben Tomate*

Zubereitung:

Fülle in eine Schüssel die Zwiebeln und den Lachs und gib Pfeffer und Salz dazu. Die Brotscheiben kannst Du vorher anrösten, dann bestreichst Du sie gleichmäßig mit dem Frischkäse, legst jeweils ein Salatblatt darauf und anschließend die Lachsmischung. Daraufhin werden die Tomatenscheiben und eine zweite Brothälfte daraufgelegt. Schon ist Dein Sandwich fertig.

Pute-Mais-Wrap mit getrockneten Tomaten

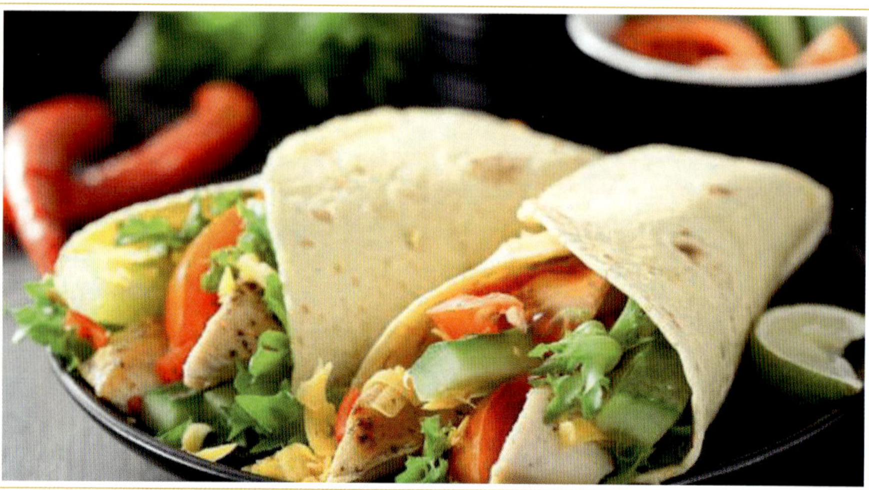

Wraps sind kulinarisch angesagt – und ein Vorteil für Dich: Sie sind einfach zu machen und Du kannst mit dem Grundrezept immer wieder neue eigene Ideen verwirklichen. Probiere die leckeren Pute-Mais Wraps mit getrockneten Tomaten, und nächstes Mal nimmst Du vielleicht Rindfleischstreifen und Bohnenmus. Sei kreativ. Dieses Rezept, das ich Dir jetzt vorstellen werde, ist reich an Protein, Antioxidantien und Lycopin.

Das Rezept ist für 4 Wraps. Zubereitungszeit: 7 Minuten.

Zutaten:

- *½ Tasse Tomaten, gehackt*
- *2 EL Öl*
- *2 Tassen Römersalat, zerrupft*
- *1 EL Weinessig oder Apfelessig*
- *1 Tasse Mais*
- *4 Vollweizentortillas*
- *½ Tasse getrocknete Tomaten, gehackt*

Zubereitung:

Beide Tomatensorten, Mais, Öl und Essig in eine Schüssel geben und vermischen. Den Truthahn zerrupfen („pulled turkey“) und gleichmäßig auf die Tortillas verteilen. Nun Mais-Salat und Römersalat ebenfalls darauf verteilen und zu einem Wrap rollen. In der Mitte durchschneiden. Guten Appetit.

Abendessen

Vielleicht wunderst Du Dich in diesem Kapitel, warum ich Dir für das Abendessen Rezepte vorstelle, die warm sind und vergleichsweise schwer. Das hat einen praktischen Grund: Wer hat in der Mittagspause Zeit, Lust und die Möglichkeit ein Essen zu kochen? Die wenigsten. Natürlich kannst Du auch die Gerichte für das Abendessen zu Mittag essen und umgekehrt, das ist ganz Dir überlassen. Tatsache ist, dass Du Dir die Gerichte auch abends nicht schwer im Magen liegen werden.

Lachs mit einer Rotwein-Morchel-Sauce

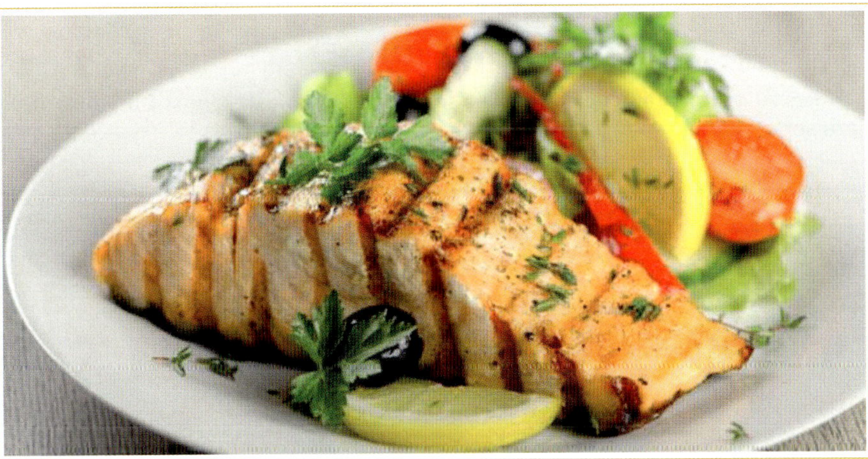

Lachs ist ein großartiges Gericht und in Kombination mit Rotwein einer der schmackhaftesten Fische, die wir kennen. Voller Vitamine und Zink, ist dieses Gericht gut für Dein Herz-Kreislauf-System und liefert Protein, Antioxidantien und Vitamin B3.

Das Rezept ist für 4 Portionen. Zubereitungszeit: 45 Minuten.

Zutaten:

- *¾ Tasse trockener Rotwein*
- *1 Tasse kochendes Wasser*
- *3,5 EL Öl*
- *2 Schalotten, gehackt*
- *2 TL Maisstärke*
- *1 Tasse Meeresfrüchte*
- *1 TL Butter*
- *Pfeffer*

- *50 g getrocknete Morcheln, wahlweise auch Steinpilze*
- *Zitronensaft*
- *Salz*
- *750 g Wildlachsfilet*

Zubereitung:

Die Pilze in einer Schüssel mit kochendem Wasser einweichen, danach abtropfen lassen und in kleine Stücke schneiden. Ein Esslöffel der Flüssigkeit, in der die Pilze eingeweicht wurden mit der Stärke vermischen und rühren. In einer Pfanne zwei TL Öl erhitzen und die Schalotten glasig anbraten. Dann werden die Pilze hinzugefügt und solange gekocht, bis sie gar sind. Den Wein hinzugeben und so lange köcheln lassen, bis alles auf die Hälfte reduziert ist. Nun die Maisstärkemischung hinzugeben und kräftig rühren. Sobald sich die Sauce verdickt hat, vom Herd nehmen, Zitronensaft, Butter, Salz und Pfeffer hinzufügen.

In einer weiteren Pfanne Öl erhitzen und den Lachs mit Salz und Pfeffer einreiben und garen lassen.

Alles zusammen auf Tellern anrichten. Wenn Du magst, kannst Du Vollkornreis dazu servieren.

Pasta mit Knoblauch, Shrimps und Gemüse

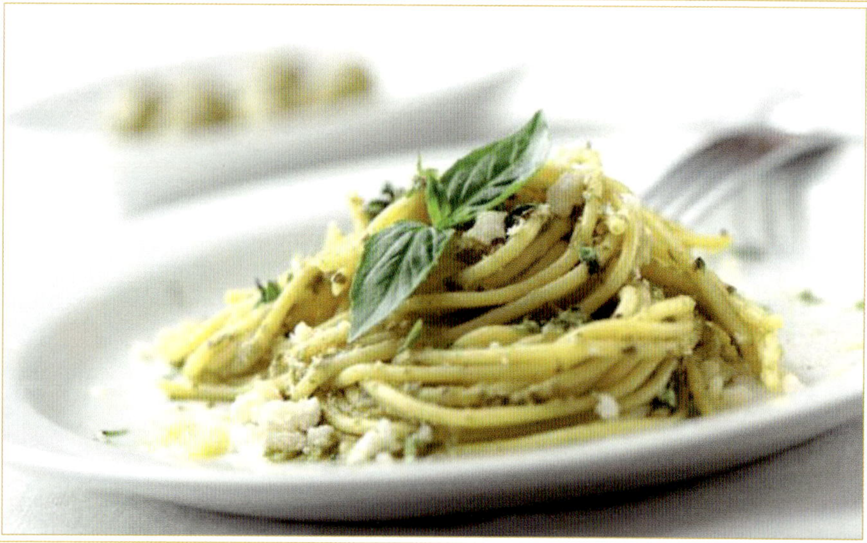

Pasta darf nie auf dem Speiseplan fehlen. Ein schnelles Gericht und jeder liebt Pasta. Bei diesem Rezept kommst Du voll auf Deine Kosten und Du kannst es ideal kochen, wenn Du Freunde eingeladen hast. Nitrate, Zink, Antioxidantien und natürlich viel Protein steckt drinnen und ist damit genau das Richtige für Dich.

Das Rezept ergibt 4 Portionen. Zubereitungszeit: 10 Minuten.

Zutaten:

- *250 g Garnelen, in Stücke geschnitten*
- *1 große rote Paprika, gewürfelt*
- *160g Vollkornspaghetti*
- *1 Tasse Erbsen*
- *1 Bund Spargel (je nach Saison), in Scheiben geschnitten*
- *3 Knoblauchzehen, gehackt*
- *¼ Tasse Petersilie, gehackt*
- *3 EL Zitronensaft*
- *Salz*
- *1 EL Öl*
- *Pfeffer*
- *¼ Tasse geröstete Pinienkerne*
- *1 ½ Tassen Naturjoghurt*

Zubereitung:

Koche in einem großen Topf mit etwas Wasser die Spaghetti nach der Anleitung auf der Packung und füge kurz bevor sie „al dente" sind die Garnelen und das Gemüse hinzu. Lass alles zusammen solange kochen, bis die Garnelen gar sind – das dauert etwa 6 Minuten. Schütte das Wasser ab. Vermische Salz und Knoblauch in einer Schüssel, bis Du eine Paste bekommst. Füge den Joghurt, Zitronensaft, Pfeffer, Öl und Petersilie hinzu und rühre alles noch einmal kräftig durch. Gib diese Sauce zur Pasta und vermische alles noch einmal, bevor Du es auf Tellern anrichtest.

Hühnchen-Cordon Bleu-Burger

Burger gehen doch immer, oder? Sie sind handlich, schmackhaft und der Hit bei Groß und Klein. Mit diesem Rezept tust Du sogar etwas für Deine Gesundheit und führst Deinem Körper Protein, Antioxidantien und bis zu 21 % des täglichen Zinkbedarfs eines Erwachsenen zu.

> **Tipp:** Allgäuer Emmentaler ist gleichzeitig ein Lieferant von Vitamin D und stärkt die Knochen. Was willst Du mehr?

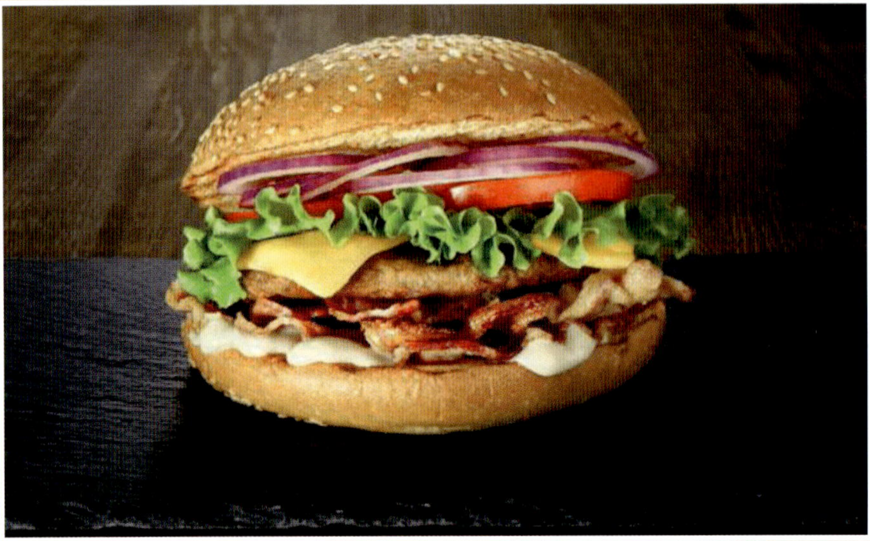

Das Rezept ist auf 4 Burger ausgelegt. Zubereitungszeit: 20 Minuten

Zutaten:

- *1 TL Dijonsenf*
- *500 g Hackfleisch aus Pute oder Hühnchen*
- *1 ½ TL Thymian, gehackt*
- *½ Tasse Schinken, gewürfelt*
- *12 Blätter Spinat*
- *Salz*
- *Pfeffer*
- *4 Scheiben Emmentaler*
- *5 EL Schalotten, gehackt*
- *¼ Tasse Mayonnaise*
- *8 Scheiben Pumpernickel oder anderes Vollkornbrot, getoastet*

Zubereitung:

Wenn Du einen Grill hast, heize ihn vor. Genauso gut ist auch eine Grillfunktion des Ofens oder Du bereitest die Patties mit ein wenig Öl in der Pfanne zu. Vermische in einer Schüssel den Senf, die Hälfte der Schalotten, ein Viertel des Thymians und die Mayonnaise. In einer zweiten Schüssel vermischst Du das Huhn, die restlichen Schalotten, den Schinken, den restlichen Thymian und die Gewürze nach Geschmack (Du kannst auch ein bisschen Paprika- oder Chilipulver hinzufügen). Dann formst Du die Patties und grillst oder brätst sie in der Pfanne von beiden Seiten gründlich an, bis sie goldbraun und knusprig sind. Auf den Tellern richtest Du das Brot an, belegst es mit jeweils einem Pattie und anschließend mit Spinatblättern und der Mayonnaise-Paste. Fertig ist der leckere Burger.

Hühnchen mit geschmortem Lauch

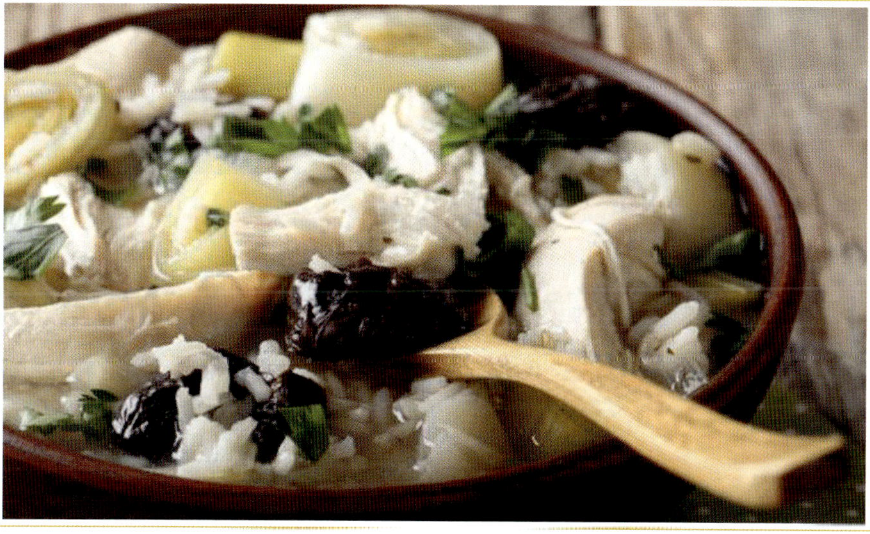

Dieses Rezept ergibt eine gewisse Menge an Sauce. Als Beilage empfehle ich Dir deshalb Kartoffeln oder Püree. Proteine, Nitrate, Antioxidantien und Zink sind nicht nur gut bei ED, sondern stärken auch das Immunsystem.

Die Zutaten ergeben 4 Portionen, Zubereitungszeit: 60 Minuten

Zutaten:

- *6 Knoblauchzehen, halbiert*
- *2 Tassen Hühnerbrühe*
- *4 Hühnerbrüste ohne Haut*
- *Salz*
- *Pfeffer*
- *6 Zweige Thymian*
- *1 EL Öl*
- *½ Tasse Sahne*
- *4 Lauchstangen*

Zubereitung:

Heize den Ofen auf 220 °C vor. Schneide den dunkelgrünen Teil vom Lauch ab, halbiere den Lauch und wasche ihn gründlich. Danach legst Du den Lauch in eine

Auflaufform und bedeckt ihn mit der Brühe und dem Thymian. Das lässt Du etwa 40 Minuten backen. Währenddessen würzt Du das Hühnchen mit Pfeffer und Salz, wenn Du magst auch mit etwas Paprika- oder Chilipulver und brätst es in einer Pfanne goldbraun von allen Seiten. Wenn der Lauch fertig ist, verrührst du ihn mit der Brühe und der Sahne in einem Topf und lässt dies ein bisschen köcheln. Die Hühnerbrust verteilst Du auf dem Lauch und übergießt beides mit der Sahne. Die Auflaufform schiebst Du noch mal für etwa 15 Minuten in den Ofen und richtest anschließend Huhn und Lauch auf Tellern an.

Lammkoftas mit gewürztem Joghurt

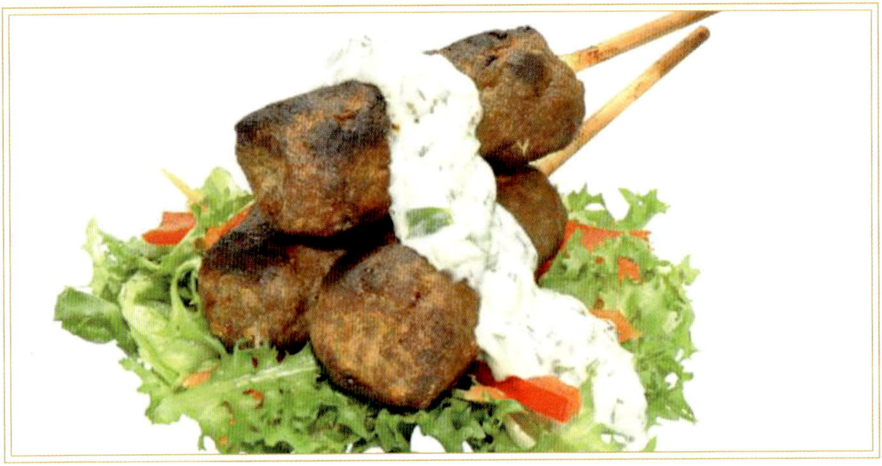

Lamm ist geschmacklich immer eine Gratwanderung: Während die einen es lieben, können die anderen es nicht mal riechen. Aber es ist gesund und ebenfalls eine Abwechslung zu Huhn oder Rind. Vielleicht kommst Du ja durch dieses Rezept auf den Geschmack.

Das Rezept ergibt 3 Portionen. Zubereitungszeit: 1 Stunde

Zutaten Lammkoftas:

- *450 g mageres Lammhackfleisch*
- *1 mittelgroße Zwiebel, fein gehackt*
- *1 Knoblauchzehe, zerdrückt*
- *2 EL frische Pfefferminze, gehackt*
- *1 TL Korianderpulver*
- *1 TL Kardamompulver*
- *1 TL Currypulver*
- *1 Msp. Cayennepfeffer*

- *180 g Paniermehl*
- *1 Ei, leicht verquirlt*
- *Zutaten gewürzter Joghurt:*
- *150 g Joghurt*
- *1 EL frischer Koriander, gehackt*
- *2 TL frische Pfefferminze, gehackt*
- *½ TL abgeriebene Zitronenschale*
- *½ TL Kreuzkümmel, gemahlen*
- *Chili, frisch oder als Pulver*

Zubereitung:

Das Hackfleisch mit den Händen in einer Schüssel mit der Zwiebel, dem Knoblauch, der Pfefferminze, den Gewürzen und 60 g Paniermehl verkneten. Die Mischung in zwölf gleich große Portionen teilen. Jede Portion um einen leicht eingeölten Metallspieß zu einer Wurst formen. Wenn Du keine Metallspieße hast, kannst Du Schaschlik-Spieße nehmen oder die Koftas einfach ohne die Spieße zu Bällchen formen. Die Fleischröllchen mit etwas Öl bestreichen. Das restliche Paniermehl auf einen Teller geben und die Röllchen gleichmäßig darin wälzen. Mit Frischhaltefolie abdecken und im Kühlschrank am besten über Nacht, mindestens jedoch 1 Stunde ruhen lassen.

Für das Joghurtdressing alle Zutaten in einer Schüssel gründlich verrühren. Kalt stellen.

Die Spieße auf den heißen, leicht eingeölten Grill legen. Bei mittlerer Hitze etwa 10 Minuten braten, dabei gelegentlich wenden. Du kannst sie auch in einer heißen Pfanne scharf anbraten und fertiggaren.

Die Koftas auf Teller verteilen und mit dem Joghurtdressing beträufeln. Dazu kannst Du Ofengemüse und Reis servieren.

Curryhackbraten mit schwarzem Reis

Hackbraten ist ein sehr traditionelles Gericht und meistens immer auf die gleiche Art zubereitet, so dass er immer gleich schmeckt. Dabei kann man gerade bei Hackbraten sehr kreativ sein und viel Variation reinbringen. Du musst Dich nur trauen. Experimentiere mit Gewürzen oder füge dem Hack Gemüsewürfel hinzu, beispielsweise Avocado oder Zucchini, die beide tolle Nährstofflieferanten sind. Das Rezept, das ich für Dich rausgesucht habe, ist reich an Protein und Zink.

Die Zutaten ergeben 8 Portionen. Zubereitungszeit: 2 Stunden

- *Zutaten:*
- *1 Tasse Wasser*
- *1 EL Öl*
- *1 Zwiebel, gehackt*
- *½ Tasse Mango-Chutney*
- *1 Zucchini, zerrieben*

- *½ brauner Reis oder Black Japonica Reismischung*
- *2 Stangensellerie, gehackt*
- *1 EL Curry*
- *2 TL Worchestersauce*
- *1 TL Salz*
- *1 EL Ingwer, gehackt*
- *2 Knoblauchzehen, gehackt*
- *1 KG Rinderhack*
- *1 Ei*

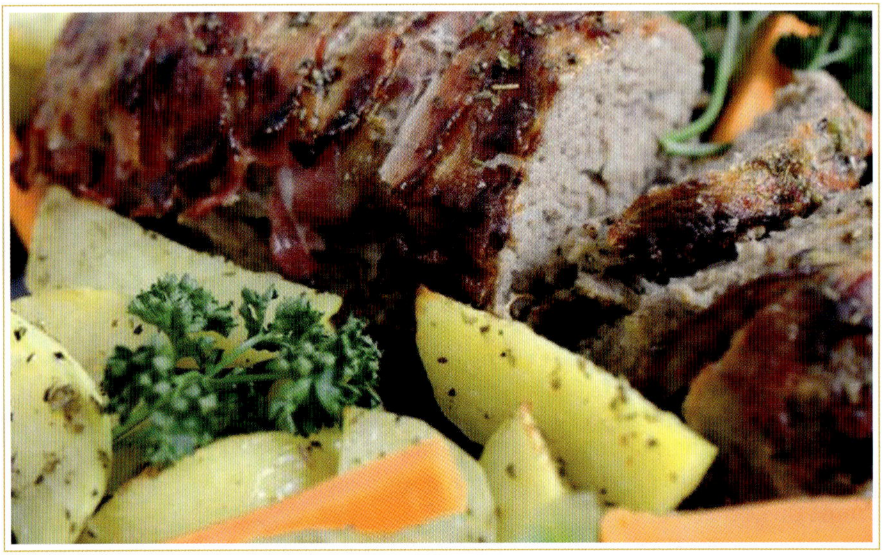

Zubereitung:

Den Reis wie auf der Packung angegeben zubereiten. Währenddessen in einer Pfanne Öl erhitzen Knoblauch und Ingwer kurz anbraten, dann Sellerie, Zwiebel und Zucchini hinzugeben und köcheln lassen, bis das Gemüse weich ist. Etwas Curry, Salz und die Worchestersauce hinzugeben. Den Backofen auf 180°C vorheizen. Eine Backform einfetten. Ei, Reis, Hackfleisch und das Gemüse in eine Schüssel geben und vermischen, danach den Inhalt in der Backform gleichmäßig verteilen und den Braten mit Chutney einstreichen. Eine Stunde backen lassen, danach herausnehmen und etwas abkühlen lassen.

Tipp: Du kannst den Braten auch vorformen und auf ein Backblech legen.

Tomaten-Spinat-Auflauf

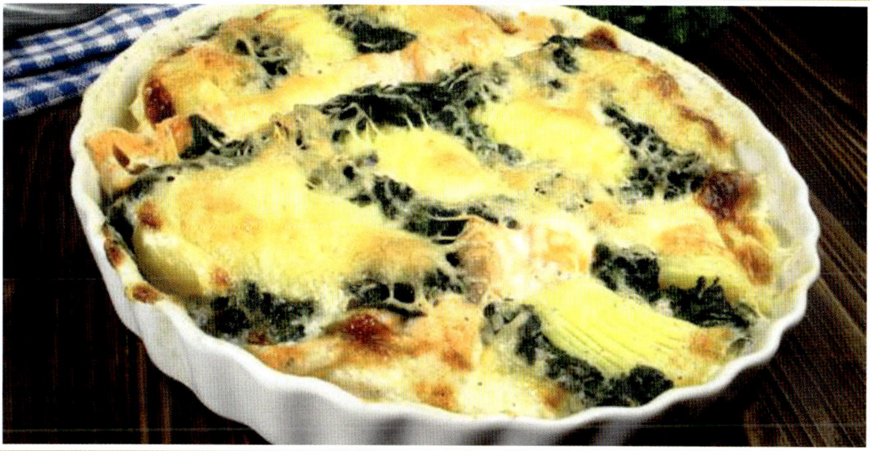

Wenn Du auf schnelle Rezepte stehst, die wenig Aufwand benötigen, habe ich hier genau das Richtige für Dich. Es liefert Dir Zink, Protein, Antioxidantien, spart Zeit und schmeckt lecker.

Das Rezept ergibt 8 Portionen. Zubereitungszeit: 1,5 Stunden

- *Zutaten:*
- *1 Zwiebel, gehackt*
- *1 Tasse fettarme Milch*
- *2 Tassen Tomaten, gewürfelt*
- *Pfeffer*
- *Salz*
- *50 g Ricotta*
- *1 EL Olivenöl*
- *Muskatnuss*
- *6 Scheiben Vollkorntoast*
- *150 g Pilze, fein gewürfelt*
- *2 Tassen Marianasauce*
- *1 Tasse Mozzarella, gerieben*
- *3 Eier Größe L*
- *Parmesan*
- *2 EL Petersilie, gehackt*
- *250 g Spinat*

Zubereitung:

In einer Pfanne brätst Du die Zwiebeln und die Pilze in Öl an. In einer Schüssel vermischst Du Muskatnuss, Spinat und Ricotta und schmeckst es mit Salz und Pfeffer ab.

Nimm eine Auflaufform und fette sie ein. Verteile die Marinarasauce auf dem Boden und lege darauf das Toastbrot, das Du anschließend mit dem

Ricottagemisch bestreichst. Das übriggebliebene Brot nimmst Du als zweite Schicht und wiederholst den Vorgang. Danach streust Du Pilze, Tomaten, Spinat und Mozzarella darüber. In einer kleinen Schüssel verquirlst Du Milch und Eier und gießt sie gleichmäßig über die Auflaufform. Bei 190 °C lässt Du den Auflauf etwa 40 Minuten im Ofen backen und gibst zum Schluss den Parmesan darüber. Noch einmal für etwa 5 Minuten in den Ofen damit und fertig.

Tipp: Du kannst auch anderes oder mehr Gemüse verwenden.

Desserts

Nein, Du musst nicht komplett dem Süßen abschwören. Wie Du weiter oben schon gelesen hast, ist Schokolade erlaubt. Achte dabei auf einen hohen Kakaoanteil. Das ist sehr gesund und der Heißhunger stellt sich nicht ein.

Schokomousse

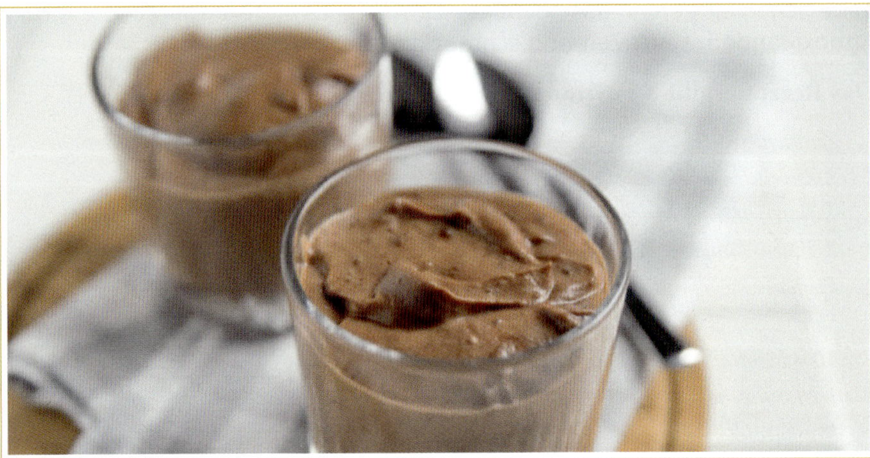

Ein Schokomousse geht doch immer – und lässt sich perfekt mit saisonalen Früchten kombinieren, die Dir zusätzliche Nährstoffe liefern. Die hier verwendeten Goji-Beeren kannst Du auch als Saft oder Tee zu Dir nehmen, sie stärken das Herz, die Augen und das Immunsystem und liefern mehr Vitamin B als die meisten anderen Früchte. Zusätzlich wirken sie stimmungsaufhellend und potenzfördernd.

Das Rezept ist für 2 Portionen ausgelegt. Zubereitungszeit: 1,25 Stunden (inkl. Ruhezeit)

Zutaten:

- *½ TL Orangenextrakt*
- *¼ Tasse Kakaopulver*
- *2 Tassen Goji-Beeren*
- *2 reife Avocados*
- *¼ Tasse Ahornsirup oder Honig*
- *1 TL Lucumapulver (oder ein anderes Süßungsmittel)*
- *Prise Salz*
- *2 – 4 TL Wasser*

Zubereitung:

Die Avocados zerkleinern, am besten im Mixer zu einem feinen Brei pürieren. Alle anderen Zutaten mit Ausnahme der Goji-Beeren hinzufügen, gut vermischen und eine Stunde im Kühlschrank ruhen lassen. Danach auf Schälchen verteilen und mit Goji-Beeren garnieren.

Tipp: Du kannst auch mehr oder andere Früchte verwenden.

Chiapudding

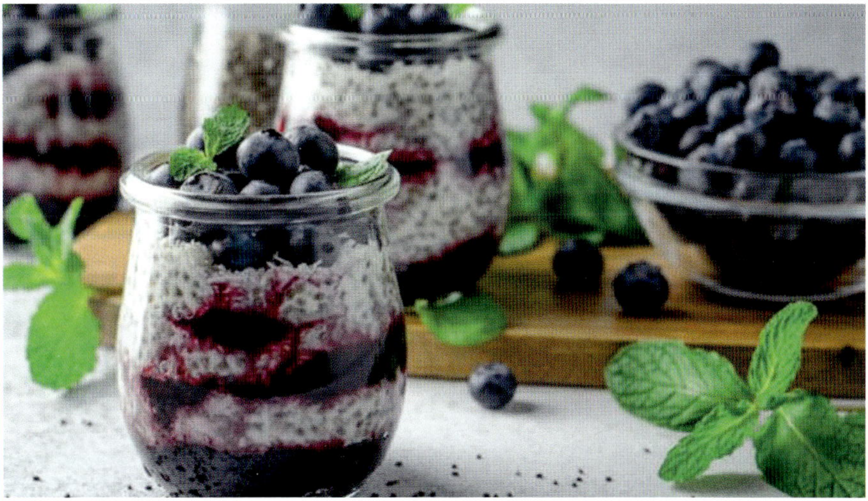

Chiasamen sind ein garantierter Kalziumlieferant. In Verbindung mit Sesamsamen hast Du tolle Powerkombination, die Dir zahlreiche, wichtige Nährstoffe liefert.

Das Rezept ist für 2 Portionen. Zubereitungszeit: 30 Minuten

- *Zutaten:*
- *1 ½ Tassen Wasser*
- *1 Vanilleschote*
- *½ Tasse Sesamsamen*
- *¼ Tasse Chiasamen*
- *Zimt*
- *2 – 4 TL Agavennektar*

Zubereitung:

Alle Zutaten außer den Chiasamen ordentlich in einem Mixer zerkleinern und vermischen. Je nach Geschmack mit Agavennektar süßen. Schließlich die Chiasamen hinzugeben und die Flüssigkeit von diesen aufsaugen lassen. Du kannst dazu auch verschiedene Früchte servieren, achte aber darauf, dass es nicht süß wird.

Drinks

Man hat nicht immer die Zeit für ein Essen oder möchte etwas für unterwegs haben: Da ist der Drink genau die richtige Wahl. Vitaminreich, nährstoffreich und auch beim Sport ein perfekte Möglichkeit. Smoothies bekommst Du auch fertig zum Verkauf, aber achte darauf, was drinnen ist. Viele sind hauptsächlich mit Zucker angereichert. Das ist nicht das, was Dein Körper braucht. Du wirst sehen, dass die Powerdrinks schnell hergestellt sind und lecker schmecken. Die Angaben reichen immer für ein großes Glas.

Erdbeer-Bananen-Smoothie mit Chiasamen

Vollgepackt mit Antioxidantien und Proteinen ist diese Variante ein Powerlieferant, der Dir auch beim Sport guttut.

Zutaten:

- *1 Banane, geschält*
- *4 Eiswürfel*
- *1 EL Chiasamen, eingeweicht*
- *¼ Tasse Wasser*
- *½ Tasse Kokosmilch*
- *1 Tasse Erdbeeren*

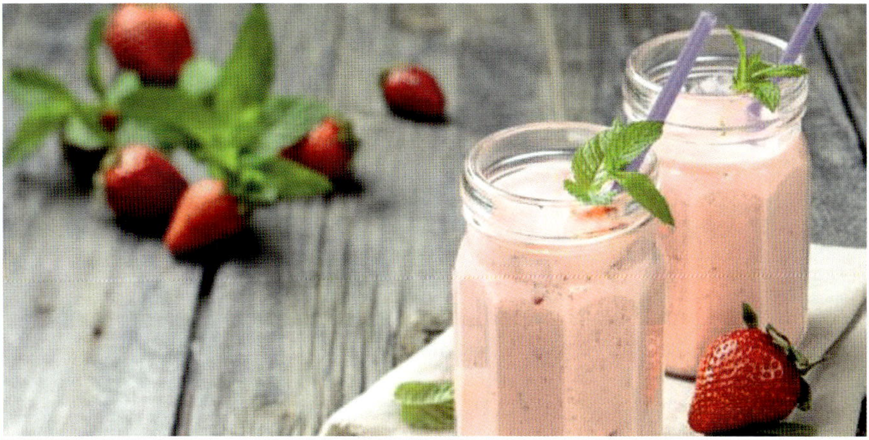

Zubereitung:

Alle Zutaten in einen Mixer geben und ordentlich durchrühren. Wenn Dir der Smoothie zu dickflüssig ist, gib noch etwas Wasser dazu.

Grüner Spinat-Bananen-Smoothie

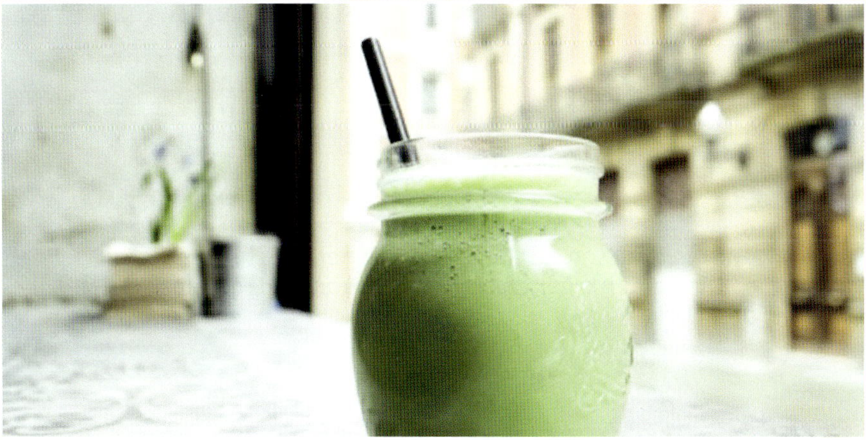

Spinat liefert Eisen und wird doch oft verschmäht. Bei diesem Rezept aber wird Dir der Spinat schmecken.

Zutaten:

- *½ Tasse griechischer Joghurt*
- *1 EL Erdnussbutter*
- *1 kleine Banane, geschält*
- *2 Tassen Babyspinat*
- *¾ Tasse ungesüßte Mandelmilch*

Zubereitung:

Alle Zutaten in einem Mixer ordentlich verrühren.

Tipp: Du kannst auch andere Früchte verwenden oder Proteinpulver hinzufügen, für den extra Proteinkick.

Warmer Schokoladen-Protein-Shake

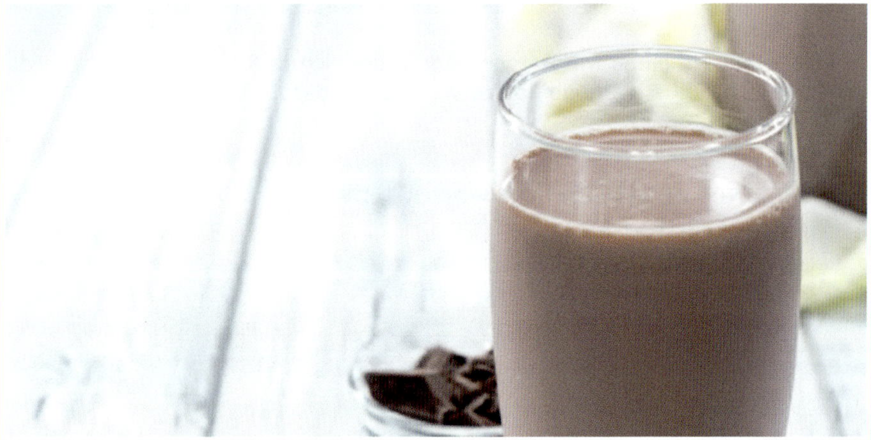

Gerade wenn es draußen kühl ist, ist eine heiße Schokolade für viele ein Muss. Mach Dir Deinen eigenen heißen Schokoshake mit einer ordentlichen Menge Protein.

Zutaten:

- *1 EL Molkenproteinpulver*
- *1 Ei*
- *½ TL Vanilleextrakt*
- *1 ½ EL Honig*
- *1 ½ Tassen Milch (Kuh-, Mandel- oder Kokosmilch)*
- *2 EL Kakaopulver*

Zubereitung:

In einem kleinen Top die Milch vorsichtig erhitzen. In der Zwischenzeit alle anderen Zutaten ordentlich verrühren. Wenn die Milch heiß ist, alles zusammenschütteln und noch einmal kräftig verrühren.

Tipp: Anstatt normalem Kakaopulver Schokolade mit mindestens 70 % Kakaoanteil verwenden, dann nimmst Du noch eine größere Menge Flavonoide zu Dir.

Rote Beete-Spinat-Apfel-Smoothie

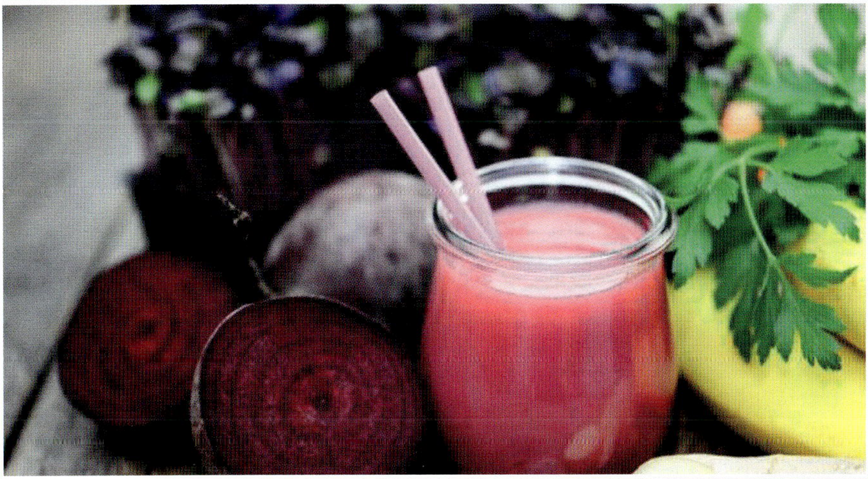

Dieses Rezept kombiniert alle guten Eigenschaften aus Roter Beete, Spinat und Äpfeln und liefert Dir ein großes Paket gesunder Nährstoffe. Ideal vor allem für heiße Sommertage.

Zutaten:

- *250 ml Naturjoghurt*
- *200 ml Rote Beete Saft*
- *100 ml Apfelsaft*
- *2 Tassen Spinat*
- *Zubereitung:*

Alle Zutaten in einem Mixer verrühren. Du kannst auch Eiswürfel hinzufügen.

Grüner Smoothie

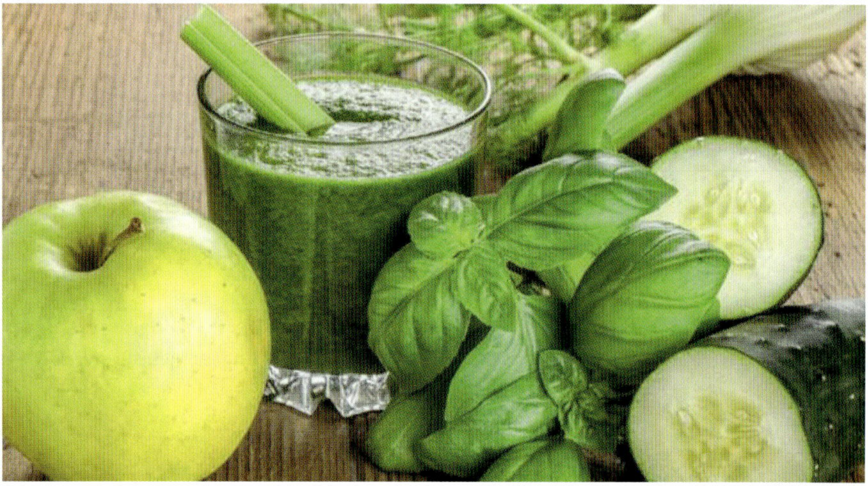

Damit Du Deinen eigenen Smoothie kreieren kannst, gebe ich Dir noch das Grundrezept für einen grünen Smoothie mit auf den Weg. Du kannst Beeren und Gemüse nach Belieben hinzufügen und Dich auch ausprobieren: Was schmeckt Dir, was schmeckt Dir nicht.

Zutaten:

- *1 Tasse Gemüse oder Obst Deiner Wahl*
- *1 Tasse Spinat*
- *1 Banane, geschält*

Optional kannst Du alles hinzufügen, was Du möchtest, auch verschiedene Gemüse- oder Obstsorten. Zum Süßen verwendest Du am besten Honig oder Agavennektar. Füge auch mal einen Spritzer Zitronensaft hinzu, das ist vor allem im Sommer ein Frischekick.

Frucht-Smoothie

Ähnlich wie der grüne Smoothie kannst Du auch beim Frucht-Smoothie alles probieren und kombinieren. Das Grundrezept ist einfach. Was Du draus machst? – Deinen Powerdrink!

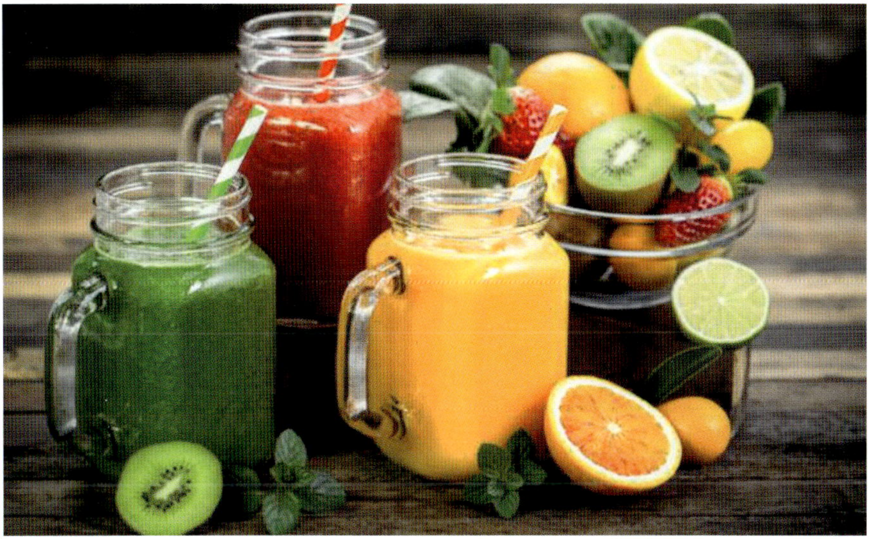

Zutaten:

- *1 Tasse Beeren*
- *1 TL Lecithin*
- *1 EL Linsen, Sonnenblumen und Mandeln, gerieben*
- *1 EL Honig oder Agavennektar*
- *1 EL Gojibeeren*
- *200 ml Fruchtsaft nach Wahl*
- *1 EL Chiasamen*

Du kannst saisonales Obst nehmen und die Smoothies immer frisch zubereiten. Du kannst sie aber auch vorbereiten und zwei Tage im Kühlschrank stehen lassen oder gar einfrieren. So hast Du immer Deinen Powerdrink, wenn Du ihn brauchst.

Warmer, schaumiger Hanfkakao

Für kalte Tage ist es genau das richtige Rezept und zusätzlich noch die vegane Version einer heißen Schokolade. Mit nur einer Portion ist der tägliche Proteinbedarf eines Erwachsenen abgedeckt.

Zutaten:

- *1 Tasse heißes Wasser*
- *2 EL Ahornsirup*
- *3 EL Kakaopulver*
- *¼ Tasse Hanfsamen*
- *Zubereitung:*
- *Alle Zutaten im Mixer verrühren.*

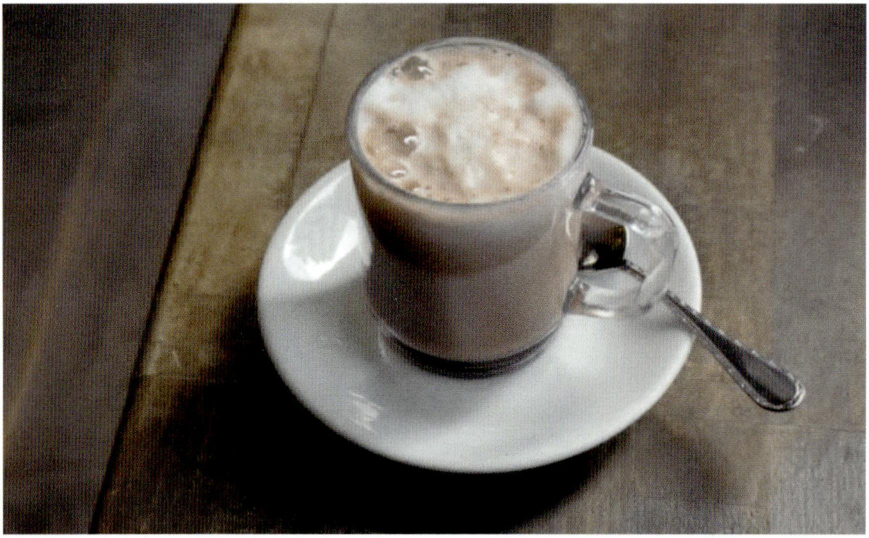

Optional kannst Du Lucuma, Maca oder andere Kräuter hinzufügen.

Konklusion

Du hast jetzt ein tolles Rezeptbuch an der Hand, das Dir Grundrezepte für den ganzen Tag liefert. Natürlich kannst Du Dich ausprobieren und die Rezepte ganz nach Deinem Geschmack abwandeln oder eigene Gerichte kreieren. Entdecke den Spaß am Kochen. Wenn Du die Übersicht zu Beginn verinnerlicht hast, kannst Du Deinen täglichen Einkauf daran ausrichten und auch Deine Lieblingsgerichte mit für Dich gesunden Zutaten ergänzen. Ade ED, hallo Glück!

Guten Appetit!

TECHNIK: „DER KNOPF“

Nachdem wir nun die möglichen Ursachen benannt haben und einige Sofortmaßnahmen aufgezählt haben, will ich Dir eine ganz besondere Technik zeigen.

In diesem Kapitel erfährst Du, wie Du Deine Erektionsstörung eliminieren und Erregung wie auf Knopfdruck „einprogrammieren“ kannst. Das geht nicht? Doch, das geht. Es gibt einfache Tricks und Abläufe, die Du anwenden kannst.

Warum sollte das funktionieren? Ganz einfach: Es ist natürlich. Ich stelle Dir kein chemisches Präparat vor, das Du kaufen kannst und von dem Du Dich und Deine Erektion abhängig machst. Diese Methode ist natürlich und arbeitet mit Deinem Körper.

Es ist sicher. Warum? Weil es natürlich ist und nicht von Reaktionen auf chemische und äußere Einflüsse abhängig ist. Die umfassende Methode beruht auf Ergänzungen und Veränderungen Deines Lebensstils, die Du ganz einfach umsetzen und zu Deiner Routine werden lassen kannst.

Es funktioniert. Es ist kein Fake, kein Placebo und kein Spielzeug. Vielmehr ist es ein wissenschaftlich unterstütztes System, das echten Männern wie Dir hilft.

Es hält an. Du willst Dich nicht abhängig machen von Chemie, Du willst nicht von Pillen abhängig sein, die du stets zur Verfügung haben musst? Oder gar eine Spritze, die Du in einem regelmäßigen Turnus gespritzt bekommst. Du willst, dass es immer und überall funktioniert, dass Dein Penis steif wird, wenn Du es willst. Diese Methode kannst Du immer und überall anwenden, weil es in Dir steckt und zu Deiner Routine wird.

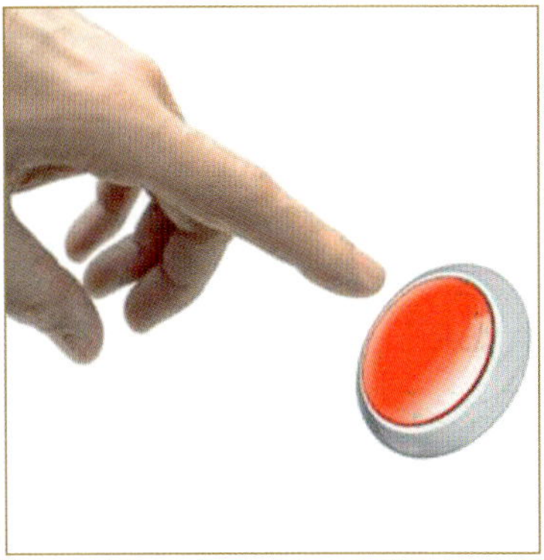

Ein solcher Schritt bedarf allerdings Offenheit gegenüber etwas Neuem und Deinen unbedingten Willen, das Ganze erfolgreich durchzuziehen. Der Knopftrick funktioniert nur, wenn Du Dich darauf einlässt und innere Sperren einreißt.

Was ich Dir versprechen kann:

Stelle Dir bitte ein Schloss vor.

Es wird immer – IMMER – einrasten. Manche Schlösser sind jedoch etwas eingerostet und schwieriger zu bedienen. Dennoch: Die Mechanik ist funktionstüchtig und wird – spätestens nach einigen Versuchen – auch bei Dir klappen. Du wirst staunen, welche tollen Ergebnisse Du erzielen wirst.

Das Geheimnis liegt darin, dass wir Deinem Körper einen sanften Befehl geben wollen, JETZT eine Erektion zu haben.

Ein „Trigger“ kann alles sein: ein Gedanke, ein Umstand, eine Aktivität, die Du ausführst, auch irgendeine Veränderungen Deiner inneren und äußeren Umwelt, die direkten Einfluss auf Dein Verhalten hat.

Beispiele

Stelle Dir Dein sexuelles Szenario vor. Was würde passieren, wenn Du in einen Raum gehen würdest und dort läge eine Frau, die exakt Deinen sexuellen Vorstellungen entspricht und „bereit“ für Dich ist?

Stelle Dir vor, Du stehst in einer Bank und hinter Dir zückt ein anderer Kunde seine Waffe und richtet sie auf die Bankangestellten. Wie würdest Du Dich fühlen? Vermutlich verängstigt, da der Bankräuber einen „Angst-Trigger“ bei Dir auslösen würde. In unserer Sprache: Der Bankräuber drückt Deinen Angst-Knopf.

Jetzt weißt Du, was diese Knöpfe sind und hast gesehen, dass es diese bereits bei Dir gibt und wir nichts komplett Neues und Fremdes machen, sondern es in – für Dich – nützliche Bahnen lenken und Dir die Kontrolle darüber geben. Wir werden uns im folgenden Kapitel ansehen, wie Du diese Knöpfe bei Dir so installieren kannst, sodass sie für sofortige Erregung und eine steinharte Erektion sorgen!

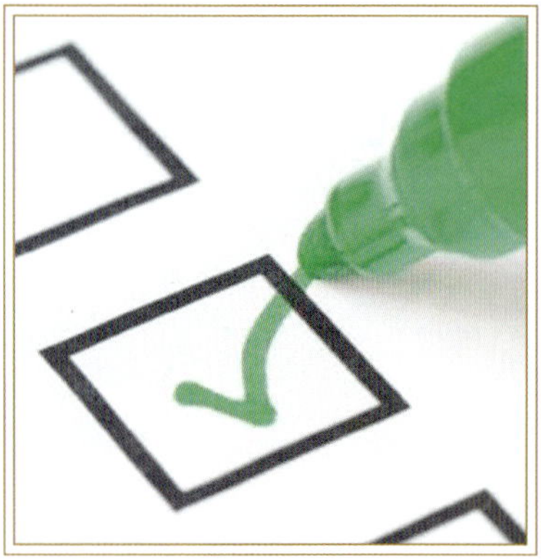

Einerseits werden wir uns um die Knöpfe kümmern, die Du drücken kannst, um sofort eine harte Erektion zu bekommen. Andererseits wollen wir aber auch die „negativen Knöpfe“ vernichten und ihnen den Gar ausmachen, damit sie Dir nicht mehr im Weg stehen und Du Dein Ziel erreichen kannst.

Bist Du dabei?

Knöpfe programmieren

Ein „Knopf“ ist nichts anderes als das Gebundensein eines emotionalen Zustandes (z. B. ein Gefühl oder eine bestimmte emotionale Erinnerung) an eine Ursache, die auf Dich einwirkt.

Du kennst das mit der Musik: Immer dann, wenn der äußere Einfluss (also das Musikstück) auf Dich „einwirkt“ (weil Du es mit dem Gehörsinn wahrnimmst), erfährst Du einen bestimmten emotionalen Zustand (z. B. das schöne Gefühl der Urlaubserinnerung).

Wir werden uns in der ErekuFormel verschiedene Arten von Knöpfen ansehen. Lass uns mit einer einfachen und lockeren – dafür aber nicht minder wirkungsvollen – Technik anfangen!

Technik 1: Anker setzen

Die erste Technik heißt „Anker setzen“ und ist vergleichbar mit dem Pawlowschen Hund. Wenn eine Glocke geläutet wurde, bekam der Hund etwas zu fressen. Nach einer Zeit konnte die Glocke geläutet werden, ohne dass der Hund das Fressen vorgesetzt bekam, er fing aber dennoch an zu sabbern.

Ich bitte Dich, die folgenden Schritte nachzumachen:

- Begib Dich an einen Ort der Ruhe, wo Du ungestört Deinen neuen Anker „installieren“ kannst.
- Eliminiere alle Störfaktoren um Dich herum: Stelle Dein Smartphone in den Flugmodus und sorge dafür, dass Du für ein paar Minuten völlige Ruhe um Dich herum empfindest.
- Stelle Dir jetzt bitte eine Situation vor, die Dich so richtig anmacht.

Ich bitte Dich, jetzt wirklich alle Hemmungen fallenzulassen, denn nur auf diese Weise kann ich mit Dir gezielt an Deinem Problem arbeiten.

Sei ehrlich zu Dir und stelle Dir folgende Fragen:

Was macht Dich geil? Was törnt Dich an?

Ist es vielleicht eine 22-jährige Studentin, die Dir einen bläst, um die Nachhilfe, die Du ihr gibst, zu bezahlen?

Vielleicht möchtest Du sie fesseln?

Oder anal nehmen?

Oder einen Dreier mit ihr und ihrer Freundin haben?

Oder sind es ganz andere Fantasien, die Du hast?

Was auch immer es ist: Errege Dich selbst!

Lege Dich dazu gerne ins Bett und sorge dafür, dass Du steif werden kannst. Denke an die Situation, die Dich so richtig anmachen würde. Auch ein Porno ist erlaubt – allerdings nur in einer kleinen Dosis. Bitte öffne nicht aufwendig zig Pornoseiten, sondern hole Dir nur Deinen

kleinen Anstoß und überlasse den Rest Deiner Fantasie.

Du willst herausfinden, was genau Deine Geilheit „antriggert“.

Jetzt willst Du den entscheidenden „Knopf“ programmieren und selbst eine Signalbewegung hinzufügen, auf der Du Deine Erregung „verankerst“ – also den Knopf programmierst.

Möglich sind zum Beispiel Bewegungen wie Ohrläppchen drücken, die Fingerkuppen zusammendrücken oder am Unterschenkel kneifen.

Achte aber darauf, dass Du eine Signalbewegung wählst, die Du Dich nicht versehentlich auslösen wirst, um peinliche Situationen zu vermeiden und den Anker negativ zu belegen.

Führe die Bewegung also stark und deutlich aus. Zwicke Dich beispielsweise sehr stark in den Unterschenkel, während Du hart und erregt bist. Lasse danach los und entspanne Dich.

Bitte nimm Dir Zeit, die Schritte in Ruhe und voller Hingabe zu machen. „Mal eben schnell“ funktioniert diese Konditionierung nicht, weil Du Dich selbst unter Druck setzt. Was jetzt zeitintensiv klingt, wird später zur Routine und auf Kommando, also auf Knopfdruck gehen.

Wenn Du möchtest, kannst Du die Schritte gerne noch einmal oder mehrfach wiederholen.

Generell gilt: Wiederhole diesen Prozess jeden Tag einige Male hintereinander. Nur so kann der Anker gesetzt werden. Du wirst später merken, dass manche Anker schneller gesetzt werden können, andere etwas mehr Zeit brauchen.

Dieser eben gesetzte Erregungsanker funktioniert natürlich am besten, wenn Du ihn während des Liebesspiels mit Deiner Partnerin installierst, was aber kein Muss ist. Du kannst ihn auch alleine und in Ruhe, mit voller Konzentration auf Dich setzen und später beim Liebesspiel mit der Partnerin abrufen und intensivieren.

Hier noch weitere Tipps

Wiederhole das Installieren des Knopfes für mindestens vier Wochen jeden Tag erneut. Du kannst das Spiel nach den 30 Tagen auch weiterhin betreiben (wenn es bis dahin eine

Gewohnheit für Dich geworden ist), um den Knopf regelmäßig zu „warten“ und zu aktualisieren.

Achte darauf, dass Du den Anker auf eine saubere Weise nur dann installierst, wenn Du wirklich zu 100 % voll hart erigiert bist. Du darfst auf keinen Fall einen „halbgaren“ Anker installieren (z. B. indem Du nur halb erigiert oder in schlechter Stimmung wärst).

Stelle sicher, dass Du in Ruhe bist und dass Dich nichts und niemand ablenkt. Keine Haustiere, kein Schnupfen und keine Eltern, die nach Hause kommen könnten.

Nimm das sehr ernst und wiederhole die Installation des Triggers täglich.

Technik 2: Den Knopf ‚testen‘

Wenn Du den Knopf testen möchtest – was ich Dir erst **nach ungefähr sieben Tagen der regelmäßigenInstallation** empfehlen würde), kannst Du das auf folgende Weise tun:

Verschaffe Dir selbst eine ruhige Umwelt und bringe Dich in einen neutralen Gefühlszustand. Ein Zustand ohne Erregung und ohne Ablenkung.

Führe jetzt die „Signalbewegung“ aus und schaue genau, was passiert. Regt sich etwas? Wirst Du erregt? Kannst Du irgendwelche körperlichen Veränderungen ausmachen? Vielleicht sind sieben Tage schon genug und Du wirst jetzt wie auf Knopfdruck eine Erregung spüren.

Vielleicht musst Du Dir und Deinem Körper mehr Zeit geben und die Installationsübung weitere 20 Tage durchführen, bis Du den Knopf erneut testen und gute Resultate erleben kannst.

Wenn es noch nicht klappt:

> *Keine Panik.*
> *Mach' einfach ganz in Ruhe weiter.*
> *Versuch es nach zehn Tagen erneut.*

Ganz wichtig: Du darfst das Ganze nicht „mal eben so nebenbei“ durchführen, weil dann

die Gefahr besteht, dass Du versehentlich andere Dinge („falsche Bewegungen“) auf Deine Bewegung ankerst.

Klappt es?

Fein! Du darfst den Anker weiterhin installieren, so als ob Du ihn noch nicht installiert hättest, um ihn noch stärker zu machen. Und dann gilt es: Anwenden! Immer dann, wenn Du Sex mit einer Frau hast und erregt sein willst, benutzt Du Deinen neuen Knopf, drückst ihn und hast *SOFORT* eine Erektion.

Technik 3: Den Knopf stärker machen

In diesem Kapitel wollen wir den Effekt noch ein wenig stärker machen. Das Konzept hierfür nennt sich „stapeln“.

Lass uns die guten Gefühle (und die Erektion) einfach stapeln und damit für eine noch härtere Erektion sorgen, ok? :-)

Um Dir zu erklären, wie ich das meine, können wir uns das Bespiel eines Urlaubes anschauen: Ein Lied, das Du im Urlaub gehört hast, im Nachhinein zu hören, ist cool. Was aber, wenn anschließend noch ein weiteres Lied laufen würde, was Du ebenfalls aus dem gleichen Urlaub kennst? Und anschließend noch eines! Und währenddessen fängt noch ein viertes Lied an, das Du ebenfalls aus dem Traumurlaub kennst? Du wärst jetzt nicht nur verdutzt, sondern wahrscheinlich vor Freude völlig aus dem Häuschen, weil Du „von allen Seiten beschossen“ und von den Klängen, die Dir viel bedeuten, beschossen wirst.

Diesen Effekt wollen wir uns jetzt zu Nutze machen!

Das ist einfach: Bringe Dich in den gleichen Zustand zurück, in dem Du Deinen Anker sauber gesetzt hast. Achte wieder auf völlig ruhige Umgebung, „Störungsfreiheit“ und darauf, dass Du in Ruhe Dein Ding machen kannst.

Jetzt willst Du Deinen „normalen Anker“ setzen (zum Beispiel anhand der Fantasie) – so weit, so gut. Anschließend willst Du aber erneut einen Anker setzen und zwar, indem Du Dir etwas anderes suchst, was Dich „aufgeilt“. Hast Du also bisher Deinen Lieblingsporno angesehen, kannst Du jetztz. B. ein Nacktfoto verwenden und Dich darauf konzentrieren, den gleichen Anker erneut zu setzen – nur eben auf das neue Nacktfoto (bzw. auf die Erektion, die durch das Nacktfoto entstanden ist).

Das kannst Du chronologisch einfach hinter dem „ersten Anker“ machen und du wirst erfahren, dass Dein Anker dadurch ***NOCH STÄRKER*** und ***NOCH LEICHTER ABRUFBAR*** wird.

Führe diese Schritte erneut durch und achte dabei stets auf „saubere Anker“, also nur auf positive Stimuli und eine saubere Installation, damit nichts schief geht.

Im nächsten Kapitel wollen wir uns störende Elemente und deren Beseitigung vorknöpfen!

Technik 4: Negative Knöpfe löschen

In diesem Kapitel verrate ich Dir, wie Du negative Knöpfe auslöschen und eliminieren kannst.

Das ist wichtig, denn solche Knöpfe waren mitunter dafür verantwortlich, dass Du in der

Vergangenheit nur schwerlich erigiert sein konntest.

Wir alle haben einige dieser Knöpfe unterbewusst in uns gespeichert, die sogar dann zu Tage

kommen, wenn es eigentlich total unlogisch wäre (z. B. dann, wenn eine heiße, nackte Frau vor Dir liegt).

Vielleicht schießen Dir dann nämlich die Bilder in den Kopf, wie Deine Ex Freundin mit Dir Schluss gemacht hat oder andere negative Referenzerfahrungen aus der Vergangenheit.

Was super ist: Du kannst alle „negativen Anker“ durchbrechen und auflösen. Allerdings nur, wenn Du sie kennst und genau bezeichnen kannst.

Schritt 1: Erkenne, was den negativen Anker auslöst. Bei welchen Taten wird er „aktiviert“?

Schritt 2: Auf diese Stimuli ankerst Du jetzt Deine Erektion und überspielst damit den negativen Anker. Das wird in der Regel einige Anläufe brauchen, aber nach ein paar Tagen wird der negative Anker immer schwächer und schwächer werden, bis Du ihn schließlich komplett abgelöst haben wirst.

Lass uns das an einem Beispiel durchgehen: Angenommen, Du fühlst einen körperlichen Widerstand, wenn Du eine Frau an ihrem Nacken massierst. Um das Ganze zu eliminieren und zu überspielen, willst Du das nächste Mal, wenn Du eine Frau an ihrem Nacken massierst, Deinen Erregungs-Knopf drücken, sodass Du körperlich erregt bist.

Auch hier gilt natürlich, dass Du das ein paar Mal wiederholen und „erneut machen“ musst, damit sich der positive Anker festigen kann.

Mache das mit all den negativen Ankern, die Dich in Deiner Sexualität und Lebensqualität hemmen und Du wirst sehen, dass sich dadurch auch die positiven Anker immer weiter verstärken werden.

Lass uns im nächsten Kapitel anschauen, welche erweiterten und fortgeschrittenen Möglichkeiten Du hast, Deine harte Erektion zu speichern!

Technik 5: Der „Power-Knopf“

In diesem Kapitel wollen wir einen weiteren Knopf installieren, den Du für eine sofortige und beinharte Erektion drücken kannst – die noch um einiges intensiver sein wird!

Ich weiß nicht, ob es Dir schon mal aufgefallen ist, aber unser gesamtes Leben wird von Energie durchzogen, die Du mit dem bloßen Auge nicht wahrnehmen kannst. Wenn Du schon mal das Knistern zwischen Dir und einer Frau beim Date gespürt hast, dann weißt

Du, was ich meine, oder wenn Du Dich mit einem Menschen wohl gefühlt hast. In diesem Augenblick herrschte eine ganz bestimmte Atmosphäre – die deshalb so besonders war, weil eine gewisse Energie geherrscht hat.

Wir wollen die Energie dazu benutzen, unsere Erregung noch weiter zu verstärken, und dafür gebe ich Dir jetzt hier im Folgenden eine Schritt für Schritt Anleitung.

Schritt 1: Du willst Dich (wieder einmal in einer ruhigen Umgebung, in der Du ungestört bist) in den Zustand der Erregung bringen.

Schritt 2: Achte jetzt penibel darauf, WO in Deinem Körper die Erregung startet und was sie mit Dir macht. Ist es ein wohliges Gefühl im Bauch oder verändert sich Deine Atmung? Blende alle äußeren Einflüsse aus und halte Dich von Störfaktoren fern. Es ist wichtig, dass Du Dich ganz klar „nach innen“ fokussierst und Acht gibst, wo sich die Erregung anbahnt und entfaltet und wie sich das auf Deinen Körper auswirkt.

Schritt 3: Sei dem Gefühl sozusagen ausgeliefert und achte darauf, welche Farbe es annimmt. Du bist erregt, es fühlt sich gut an – welche Farbe kommt Dir in den Sinn? Schaue nicht angestrengt auf die Farbe, sondern lass sie zu Dir kommen; sei völlig entspannt. Ist es ein heller oder dunkler Farbton? In welchem Muster verhält es sich? Erkenne das Gefühl in all seinen Details: die Temperatur, die Farbe, das Muster, die Intensität und vor allem, wie diese Energie fließt, wohin sie fließt und was sie mit Dir anstellt. Bring sie auf ein Maß, das

Du in allen Details beschreiben kannst. So klar, dass es auch Deine Großmutter verstehen würde.

Du setzt damit übrigens den Startschuss für eine Menge hilfreicher Erfahrungen, die Dir dabei helfen werden, „eins mit Dir zu werden“ und nach innen zu schauen. Darauf fahren Frauen voll ab!

Schritt 4: Steigere das Gefühl! Du willst noch ein Stück weiter in das Gefühl eintauchen und Dir selbst die Frage stellen: „Wenn ich das Gefühl sehen könnte – welche Farbe hätte es und auf welche Weise könnte ich es beschreiben?“ Mach das Gefühl stärker und größer und lass es in jede Zelle Deines Körpers eindringen. Mit jedem Atemzug achtest Du darauf, dass Du NOCH erregter und NOCH intensiver fühlen willst.

Schritt 5: Der nächste Schritt: Konzentriere und bündele das Gefühl und die Energie auf eine Stelle Deines Körpers! Stell Dir ruhig bildlich vor, wie Du die Energie komprimierst und das Gefühl in all seiner Intensität auf einen Tennisball zusammenschrumpfen lässt. Laut den physikalischen Gesetzen (die auch hier greifen), wirst Du das Ganze zwar verkleinern – dadurch aber „den Druck erhöhen“ und eben damit noch intensiver machen. Anschließend, wenn Du jetzt einen intensiven und „hochkochenden“ Energieball“ an Dir kleben hast, versuchst Du wieder, ihn zu entfalten und zu vergrößern.

Er wird wieder groß, so groß wie Dein Körper und sogar weit darüber hinaus. Die Energie füllt den kompletten Raum und setzt sich in jedem Atom nieder. Du hast Deine komplette sexuelle Erregung also überall um Dich herum – auf dem höchsten

Level, das Du überhaupt fühlen kannst. Auf dieser Stufe (auf dem absoluten Höhepunkt) programmierst Du jetzt Deinen neuen Punkt. Exakt so, wie Du es auch vorher schon gemacht hast – nur an eine andere Signalbewegung geknüpft.

BÄM!

Wenn Dir das jetzt alles etwas schnell und technisch vorkam hier in diesem eBook, dann merke Dir die wesentlichen Schritte und führe sie später in Ruhe aus.

Hier noch mal der Reihe nach alle Schritte:

- **Ruhe und Start** – Begib Dich in Ruhe und starte mit der Erregung.
- **Aufmerksamkeit** – Achte darauf, wo sie sich in Deinem Körper entwickelt.
- **Eskalation** – Gefühl stärker machen.
- **Konzentration** – Gefühl schrumpfen und intensiver werden lassen.
- **Ausweitung** & **Installation** – Gefühl ausweiten und Trigger installieren.

HÄUFIG GESTELLTE FRAGEN

Lasse uns zum Abschluss des Buches noch ein paar Fragen durchgehen. Das kann auch ein Nachschlagewerk sein und für detaillierte Antworten schaust Du dann einfach in die detaillierten Orte des hier vorliegenden Buches.

Frage: Ist irgendwas „falsch" mit mir, wenn ich unter ED leide?

Nein, Du musst verstehen, dass Du völlig im Normbereich bist, wenn Du unter einer ED leidest. Keine Panik :-) Das kann behoben werden!

Eine kurzfristige und akute ED befällt sogar jeden Mann, der ansonsten super glücklich und potent ist. Nur, wenn Du das Gefühl hast, dass die Fehlversuche die funktionierenden Versuche überziehen, solltest Du genauer drauf schauen.

Ist ED genetisch veranlagt? Was sind die Ursachen?

ED ist keine vererbbare Krankheit und kann nicht vom Vater an den Sohn oder den Enkel weitergegeben werden. Was natürlich weitergegeben kann, sind Blutanomalien oder sonstige Blutabweichungen, die aber nicht zwingend zu einer ED führen müssen.

Was sind die wahren Ursachen hinter einer ED?

Wir unterscheiden zwischen psychischen und physischen Ursachen:

KÖRPERLICHE (PHYSISCHE) URSACHEN

Der Prozess sexuelle Erregung ist feingliedrig und wird von einem komplexen System gesteuert. Das Gehirn ist verbunden mit den Nerven, die wiederum Zugang zu Hormonen haben.

Emotionen spielen ebenfalls eine Rolle bei diesem Prozess, fast genauso viel wie das Blut und die Muskeln. Eine Störung in diesem System kann ernste Konsequenzen nach sich ziehen, etwa dann, wenn sich Blutgefäße verhärten oder der Blutdruck in die Höhe schießt. Im ungünstigsten Fall kann das auch zu Prostatakrebs oder anderen chronischen Krankheiten führen.

Medikamente wie z.B. Beta-Blocker, um den Blutdruck in den Griff zu kriegen, erschweren das Erhärten des Penis umso mehr.

PSYCHOLOGISCHE URSACHEN

Wenn ein Mann unter Druck steht, Stress hat (wie auch immer dieser Stress bedingt ist) oder unglücklich mit Teilbereichen seines Lebens, so kann es durchaus passieren, dass er unter einer ED leiden wird.

Wo sollten Menschen Hilfe suchen, wenn sie unter ED leiden?

Wir raten stark davon selbst, sich „einfach so" einen Medikamentenplan selbst zusammenzustellen. Es kann schwerwiegende Folgen haben. Es ist wichtig, Methoden anzuwenden, die wirklich funktionieren und die auf langfristigen Erfolg angelegt sind.

Es ist besser, eine ED im Voraus zu verhindern, als sie hinterher zu leiden – auch wenn das sehr gut möglich ist.

Welche Behandlungsmöglichkeiten gibt es?

Wir leben in einer Welt, wo wir nach einer Pille schreien, wenn etwas nicht mehr so funktioniert, wie es mal war. Das ist verständlich, aber keine gute Lösung. Du solltest versuchen, nicht die „schnelle, blaue Pille" schlucken zu wollen, sondern nach den Ursachen zu forschen und dort – an der Wurzel des Problems – anzusetzen und zu helfen.

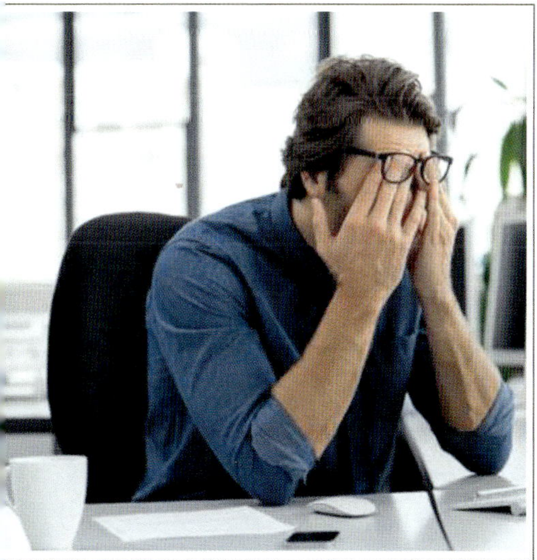

Keine Medikation ist perfekt.

Es gibt solche, die spezifische Probleme in Deinem Körper lösen und von denen man dann aber nicht weiß, wie andere Teile Deines Körpers auf diese Medikamente reagieren.

Während Du also Problem A aus der Welt schaffst, bildest Du Dir Problem B, C und D.... und DAS kann es ja nun wirklich nicht sein.

„Hartmacher" wie Viagra helfen zwar auf kurze Sicht, bringen aber eine Vielzahl an Nebenwirkungen mit sich.

Ich empfehle eine umfassende Therapie, die sich allen möglichen Feldern bedient: Besser Ernährung, Sextherapie, Hypnosen, Knöpfe einbauen (wie hier in dem Buch vorgestellt) oder meinetwegen auch chemisch-medizinische Lösungen, solange wohldosiert.

Hat mein Lifestyle mit meinem Problem zu tun?

Du musst verstehen, dass Gesundheitsprobleme immer irgendwas mit dem Lifestyle zu tun haben. Du kannst also nicht behaupten, dass die Bereiche völlig strikt voneinander getrennt wären: Es beeinflusst immer auch einen anderen Teil des Lebens. Zum Beispiel wird ein ungesundes Herz immer was mit Blutdruck zu tun haben.

Ist mein Alter relevant für ED?

ED ist nicht abhängig vom Alter. 20 jährige Männer leiden unter ED genau so wie 70 jährige Männer. Was aber wahr ist: Je älter Du wirst, desto mehr lässt Deine Libido nach. Über 45% aller Männer über 75 können keine Erektion mehr halten. Natürliche Behandlungsmethoden sind nicht auf ein bestimmtes Alter festgelegt, es macht aber natürlich einen Unterschied, wie schnell sich ein Körper an neue Verhältnisse gewöhnen kann.

Eine Sache, die niemals falsch ist: Eine gesunde Ernährung, Sport machen und generell gesund leben. Auch abgesehen von Deiner Potenz wird Dir das nur gut tun.

Ist ED für mich „endgültig" und bedeutet es Schlimmeres?

Es ist nicht selten, dass ED die Begleiterscheinung einer anderen „Primärkrankheit" ist.

Hier sind einige, die in einem Zusammenhang stehen:

NERVEN- UND GEHIRNSTÖRUNGEN

Wenn die neurologische Kommandozentrale angegriffen ist, kann es schwierig werden, auf Knopfdruck erigiert zu sein. Das Nervensystem übernimmt einen elementaren Part. Alzheimer und Demenz und Infarktgeschehen können eine Folge sein.

Krebs: Prostatakrebs ist problematisch. Der Krebs selbst ist nicht das größte Problem, sondern die Behandlung des Krebses führt häufig zu ED.

- **Diabetes**: Mediziner nennen die Krankheit „Diabetes Mellitus", kategorisiert in Typ I und Typ 2. Es ist keine chronische Krankheit, die die Blutgefäße angreift. Hoher Blutdruck ist eine Ursache – und natürlich wirkt sich der auch auf Deine Potenz aus.

- **Krankheiten der Blutgefäße**: Krankheiten, die Arterien und Venen beeinflussen, Kapillaren und Adern, sind problematisch, wenn's um ED geht. All' diese Sachen reduzieren nämlich den Blutfluss.

- **Nierenprobleme**: Hormone spielen eine Schlüsselfunktion, weil sie eine Reihe von Reaktionen im Körper hervorrufen. Wenn Deine Nieren angegriffen sind, spiegelt sich das in Deinem Blutfluss wider und der veränderte Blutfluss wiederum begünstigt eine ED.

WAS KANNST DU TUN, UM EINER ED VORZUBEUGEN?

Vielleicht bist Du angesichts der Fülle an Informationen etwas erschrocken und fragst Dich jetzt, ob es Wege gibt, einer ED vorzubeugen.

Ja – die gibt es!

Als Erstes werden wir Männer kategorisieren, die anfällig sind, an ED zu erkranken. Männer, die fettleibig sind, einen hohen Blutdruck haben, wenig Sport treiben, in stressigen Umgebungen arbeiten (psychisch wie physisch), Männer, die Mengen an Zigaretten und Alkohol konsumieren oder sogar andere Drogen.

Es sollte klar sein, dass all diese Sachen (bzw. die Vermeidung dieser Sachen) dazu führen werden, eine ED zu vermeiden.

Der beste Weg, diese Gewohnheiten abzulegen ist es, sich klarzumachen, was der Preis sein wird – und dann einfach loszulegen. Der erste Schritt

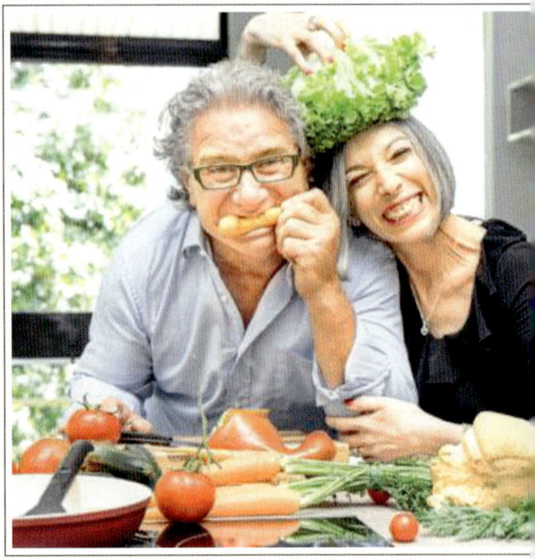

ist der Schwerste, lasse Dich nicht abbringen. Der einzige Weg, ED ein Schnippchen zu schlagen ist, auf seinen eigenen Körper zu achten.

Hier sind ein paar konkrete Schritte, die Du gehen kannst:

GESUNDE ERNÄHRUNG

Gratuliere – denn dieser Schritt „gesunde Ernährung" und der nächste „sich fit halten" geht Hand in Hand. Du wirst merken, dass Du – je regelmäßiger Du Deine Übungen machst, um Dich fit zu halten – gar keine Lust mehr auf schlechtes Essen haben wirst. Und dass Du Dich leichter und ausgeglichener fühlen wirst, wenn Du gesund isst – und damit auch Tür und Tor offen steht, sich fit zu halten mittels Übungen und ein bisschen Sport. Eine „gut geölte" Maschine, die Dein Körper darstellt, ist die beste Prävention, um ED zu vermeiden.

FIT HALTEN

Es gibt kaum eine bessere Methode, um ED vorzubeugen und etwas für sich, sein Selbstwertgefühl und seine Lebensqualität zu tun, als regelmäßig ein bisschen zu trainieren. Es muss nicht gleich das Fitnessstudio sein; regelmäßige Spaziergänge an der frischen Luft und jeden Morgen 7 Minuten Training bilden eine ideale Grundlage.

KEIN ÜBERMÄSSIGER VERZEHR VON ALKOHOL

Wenn Du ein Genießer bist: Okay. Aber bitte auch nicht mehr. Kannst Du weniger trinken? Z. B. nur an Wochenenden oder nur zu besonderen Anlässen. Auch das Rauchen kannst Du stark reduzieren auf wenige Zigaretten pro Woche, z. B. nach dem Essen.

EIN KLEINES EXPERIMENT

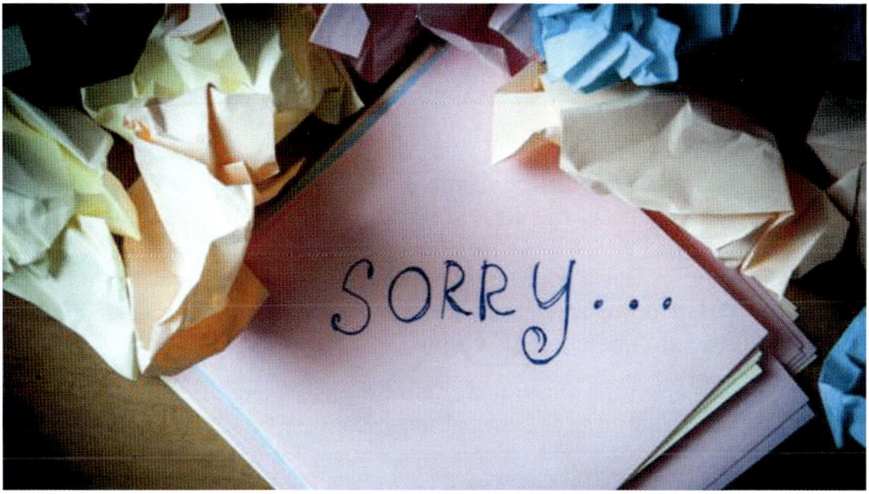

Ich möchte Dir nochmals danken, dass Du Kunde der PotenzFormel bist.

Eine Anmerkung: Gewohnheiten brauchen 60 Tage, damit sie sich einschleifen können. Jeder erfolgreiche Mensch – egal, in welchem Bereich der Mensch erfolgreich ist – braucht diese 60 Tage, um etwas in sein Leben einbauen zu können.

Gib Dir Zeit!

Ein paar persönliche Zeilen mit Deiner Erfolgsgeschichte würden mich sehr freuen und ich bin gerne dazu bereit, mit Dir in den persönlichen Kontakt zu treten!

Schreibe mir einfach eine E-Mail an

David@LaengerKoennen.com.

Denke bitte daran: Eine Heilung von ED ist möglich und kann schnell gehen. Manchmal dauert es auch ein paar Tage, bis sich erste Erfolge erzielen lassen. Bevor Du Selbstexperimente durchführst, suche einen Arzt auf! Besprich mit ihm Deine Probleme und die damit verbundenen Sorgen und Ängste. Du bist nicht der einzige, der darunter leidet und ein Arzt kann Dir umfassende Informationen geben und – wie bereits erwähnt – auch mögliche physische Ursachen feststellen, die Du nicht durch die genannten Powerhelfer aus der Welt schaffen kannst.

Bevor Du jetzt aber losstürmst und alles kaufst, was ich Dir auf den vorherigen Seiten vorgeschlagen habe, gehe schrittweise vor. Dafür habe ich ein kleines Experiment für Dich.

Schreibe alle Vorschläge aus diesem Buch auf Zettel. Pro Zettel nur ein Vorschlag! Dann legst Du die Zettel mit der beschrifteten Seite nach unten auf den Boden und stellst Dich der Reihe nach drauf. Das klingt komisch? Ja, auf den ersten Blick wirkt das sehr befremdlich. Aber Du wirst bald feststellen, dass Du auf manchen Zetteln einen festen Stand hast und auf anderen wieder ein unsicheres Gefühl.

Die Zettel, auf denen Du einen festen Stand hast, halten die Vorschläge für Dich bereit, die Du als erstes ausprobieren solltest.

KONKLUSION

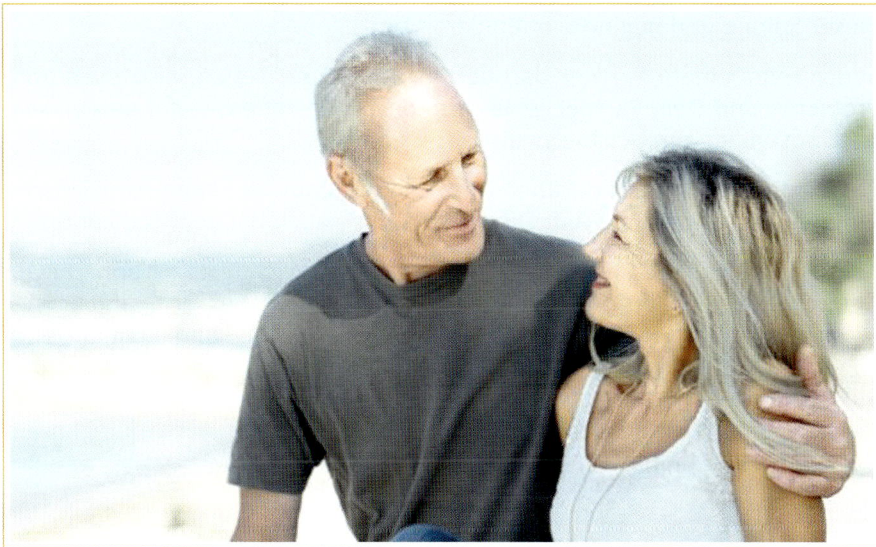

Du hast auf den letzten Seiten zahlreiche Informationen erhalten, die Du vermutlich erst mal verarbeiten musst. Lass Dir Zeit und gehe bei Fragen noch einmal gezielt zu dem Kapitel zurück und lies nach. Was ich Dir hier an die Hand gebe, ist kein medizinischer Ratgeber, kein Patentrezept und keine vollständige Analyse von Erektiler Dysfunktion oder Möglichkeiten der Penisvergrößerung! Ich gebe Dir hier Tipps, die ich für Dich gesammelt habe, die auf Erfahrungen beruhen. Was Dir selbst hilft, kannst nur Du selbst wissen und entscheiden. Leidest Du an oder besser gesagt unter ED? Dann frage Dich, woher das kommt. Hast Du gerade Stress, einen Trauerfall, belastet Dich etwas? Sei ehrlich zu Dir selbst und versuche einmal, objektiv auf Dich, Dein Leben und Deinen Alltag zu schauen. Gibt es Faktoren, die Dich psychisch belasten und daher die Ursache für vorübergehende Potenzprobleme sind? Oder hat es physische Gründe? Erholst Du Dich gerade von einer Operation, hast Du Dich körperlich komplett verausgabt – beim Sport oder beim Umzug? Oder kann es medizinische Gründe haben?

Sei Dir bitte bewusst: Du bist nicht alleine! Es gibt zahlreiche Männer, die unter Potenzproblemen leiden und die ihre daraus resultierenden Sorgen und Ängste in sich hineinfressen. Doch dadurch wird es nicht besser. Im Gegenteil: Du setzt Dich unter Druck und erhöhst die psychische Belastung, die sich negativ auf Deine Erektion und Standfestigkeit auswirkt. Entfliehe dieser Spirale und beginne, offen damit umzugehen.

Sprich mit Deinem Partner darüber. Ihr teilt eurer Leben, also auch eure Probleme und Dein Partner ist ja auch davon betroffen. Sucht gemeinsam nach Lösungen, um beispielsweise Stress abzubauen.

Sprich mit Deinem Arzt darüber. Der kennt sich aus, der kann medizinische Probleme erkennen und hilft Dir – falls nötig – auch bei der Medikation.

Achte auf Dich. Du und Dein Körper seid das Wichtigste. Wenn Du auf Deinen Körper achtest, geht es auch Deiner Psyche besser – und Deiner Erektion. Alles hängt zusammen, weil Du ein Ganzes bist und nicht getrennt voneinander betrachtet werden kannst. Achte auf Deine Ernährung und auf ausreichend Bewegung. Das tut Dir gut und Du wirst für Dich selbst merken, dass die oben genannten Vorschläge positive Auswirkungen auf Dich im Gesamten haben.

Ich habe Dir verschiedene Pflanzen und Nahrungsmittel vorgestellt, die Du ausprobieren und deren Verzehr Du ganz einfach in Deinen Alltag und Deinen Speiseplan integrieren kannst, um Dich rundherum wohler zu fühlen. Ich kann Dir nicht versprechen, was wirkt, denn jeder Mensch ist anders und reagiert auch anders. Probiere es aus, beobachte Dich und Deinen Körper und höre auf seine Signale.

Das wichtigste jedoch ist Geduld. Nichts geht sofort. Du brauchst Zeit, Dein Körper braucht Zeit. Er muss sich umstellen, an Neues anpassen und natürliche Wirkstoffe aufnehmen und verarbeiten. Lass Dich nicht entmutigen, wenn manches nicht klappt, oder einen Monat länger dauert. Wichtig ist das, was unter dem Strich rauskommt. Zwischenergebnisse ermutigen Dich und spornen Dich an.

Auch der Knopf braucht Zeit. Konditionierung funktioniert, aber sie muss gewissenhaft durchgeführt werden. Du musst Dich erst darauf einstellen und gewisse Gesten mit etwas verbinden, eben den Knopf programmieren.

Es wird Rückschläge geben. Klar, die gibt es immer und die entmutigen ungemein. Aber höre nicht auf und verzweifle nicht! Du hast Zeit, Du hast den Willen und Du schaffst es, Dein Ziel zu erreichen.

Viel Erfolg!

WEITERES VON DAVID EMMERICH

Kostenloser Coaching-Brief

Trage Dich in den Coaching-Brief von David Emmerich Coaching ein, indem Du auf:

http://david-emmerich-coaching.com/coachingbrief

gehst und Dich mit Deiner Email-Adresse einträgst. Dann erhältst Du frische E-Mails von mir, in denen ich Dir weitere Tipps, Übungen und kleine Geschichten mit auf den Weg gebe, aus denen Du lernen kannst.

TIGERFORMEL – FÜR DEN AKTIVEN MANN

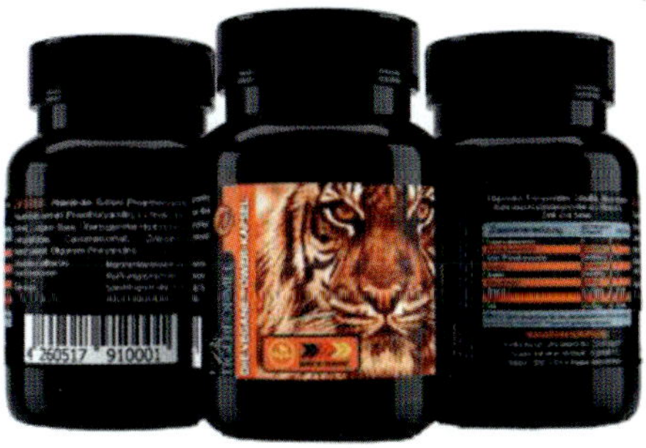

Mit der TigerFormel kannst Du härtere und länger anhaltende Erektionen bekommen. Durch unsere einzigartige Zusammenstellung von Wunderkräutern aus Peru verhelfen wir Dir auf ganz natürliche Weise und ohne Nebenwirkungen zu steinharten Erektionen.

Das Beste ist, die TigerFormel hilft nicht nur im Bett, sondern steigert auch Deine Lust, sowie die Leistungsfähigkeit über den ganzen Tag.

Klicke dazu hier auf den Link:

http://tigerformel.com/buch

POTENZFORMEL VIDEOKURS – EREKTION WANN DU WILLST!

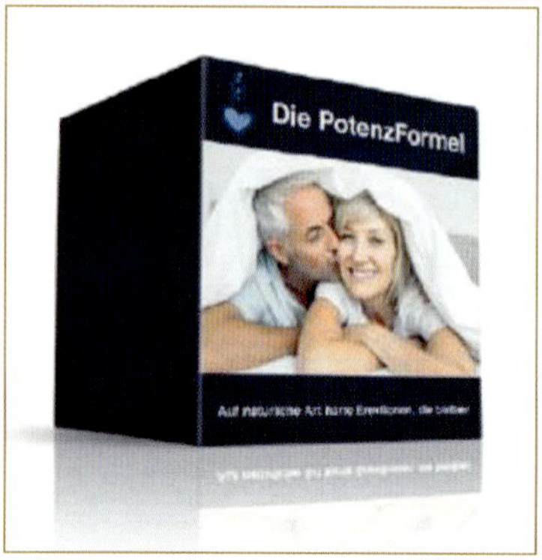

Kriegen Sie manchmal „keinen hoch“? Fühlen Sie sich im Bett einem Leistungsdruck ausgesetzt? Völlig natürlich, ohne Chemie und Nebenwirkungen Ihre Impotenz in den Griff kriegen – träumt davon nicht jeder, der unter einer erektilen Dysfunktion leidet?

Dieser Traum wird wahr – die Potenzformel ist ein interaktiver Videokurs sowie ein hochwertig-aufgemachtes eBook (über 120 Seiten lang), in dem Sie erfahren, wie Sie Ihre Impotenz lindern können – OHNE Chemie und OHNE Nebenwirkungen!

Klicke dazu einfach auf folgenden Link:

http://david-emmerich-coaching.com/produkte

EJAKUFORMEL VIDEOKURS – KOMME WANN DU WILLST!

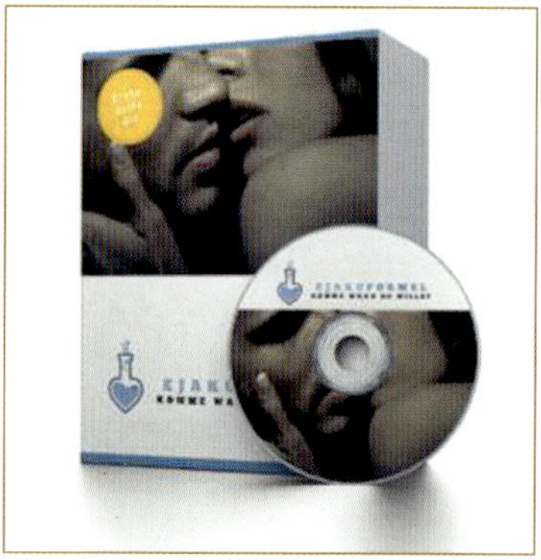

Kommen Sie manchmal zu früh im Bett? Möchten Sie Ihrer Partnerin ermöglichen, dass Sie mehr Orgasmen hat und mehr Spaß am Sex-Leben empfindet und nicht nach 2 Minuten entnervt aufgeben muss?

Dann sind Sie mit der „EjakuFormel“ bestens beraten. Auf natürlicher Basis stellen wir Ihnen hier in einem Videokurs und einem ausführlichen eBook Maßnahmen vor, die Sie ergreifen können und die dazu führen werden, dass Sie im Bett wesentlich länger durchhalten werden. 20, 30, ja sogar 40 Minuten durchstoßen sind möglich, wenn Sie die Methoden anwenden, die Sie in der EjakuFormel kriegen.

Klicke dazu einfach auf folgenden Link:

http://david-emmerich-coaching.com/produkte

TESTOSTERON-TREIBER – DEIN TESTO-TREIBSTOFF FÜR MEHR GLÜCK, GESUNDHEIT UND POWER

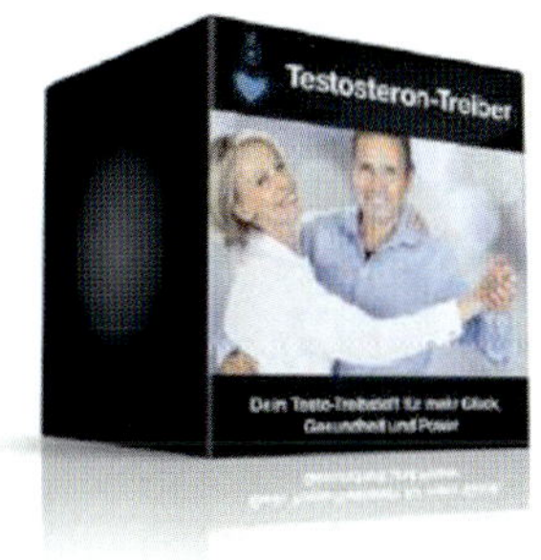

Der Testosteron-Treiber stellt sicher, dass sich die ganze Magie der PotenzFormel wie Feenstaub über Dein komplettes Leben ausbreitet – es wird sich magisch und wundervoll für Dich anfühlen.

Mit dem Testosteron-Treiber helfen wir Dir zu mehr Glück, Gesundheit und Power, welche Dir nicht nur bei Deinen Erektionsproblemen, sondern ganzheitlich helfen wird.

Klicke dazu einfach auf folgenden Link:

http://david-emmerich-coaching.com/produkte

AUSDAUERFORMEL–TURBOSCHNELL UND DAUERHAFT DIE POTENZ MEISTERN – VOLLAUTOMATISCH GRABENTIEFE VERÄNDERUNG DURCH ERFOLGSHYNOSE

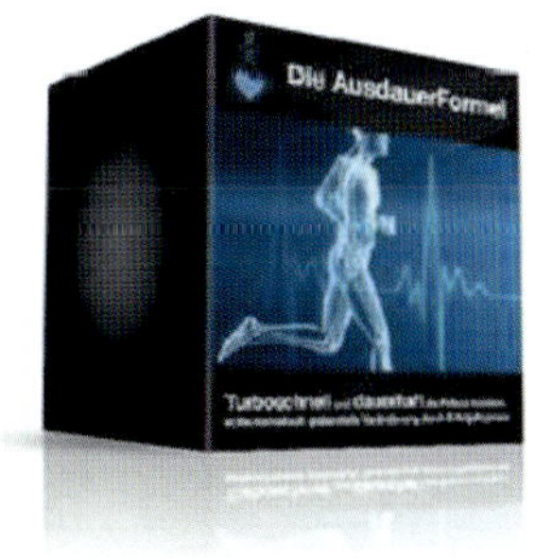

Möchten Sie vollautomatisch eine „Granate" im Bett sein und Ihr eventuell zerrüttetes Beziehungs- und Sex-Leben wie auf Knopfdruck wieder herstellen?

Dann könnte die Hypnose für Sie das Mittel der Wahl sein. Sind wir ehrlich: Wir alle sind beschäftigt und haben wenig Zeit. Mit der AusdauerFormel können Sie bequem zwischendurch, auf der Arbeit, beim Spazieren oder beim Schlafen gehen die Hypnose hören und sich auf standfeste Erektionen und Erfolg im Bett programmieren.

Klicke dazu einfach auf folgenden Link:

http://david-emmerich-coaching.com/produkte

LUSTFORMEL – LASSE SIE KOMMEN, WANN DU WILLST!

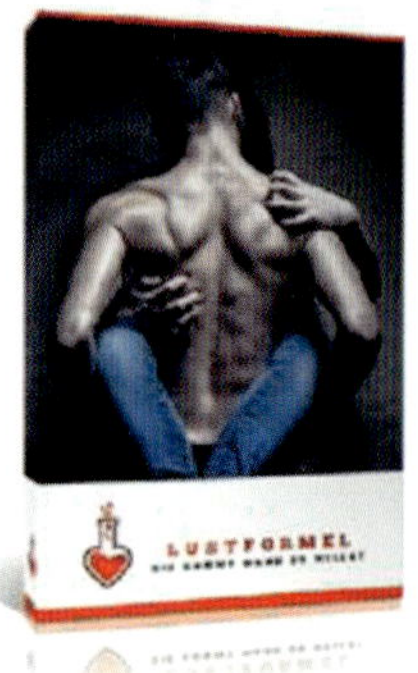

Fühlen Sie sich zu 100% kompetent, wenn Sie mit Ihrer Partnerin Sex haben? Oder fühlen Sie, dass da noch Potenzial und „Luft nach oben“ ist?

In der LustFormel erkläre ich Ihnen genau, wie Sie Ihre Partnerin so befriedigen können, dass ihr „Hören und Sehen“ wird. Sie werden Ihr mehrfache Orgasmen und Liebesschübe zaubern können, nach denen sie Sie nach „mehr“ anbetteln wird.

Dieses eBook hieß zunächst „King im Bett“ – und genau DAS ist das Ergebnis: Sie werden der persönliche (Sex-)König Ihrer Partnerin sein.

Klicke dazu einfach auf folgenden Link:

http://david-emmerich-coaching.com/produkte

ERFOLG IM BETT MEISTERKLASSE – 12 WOCHEN BETREUUNG

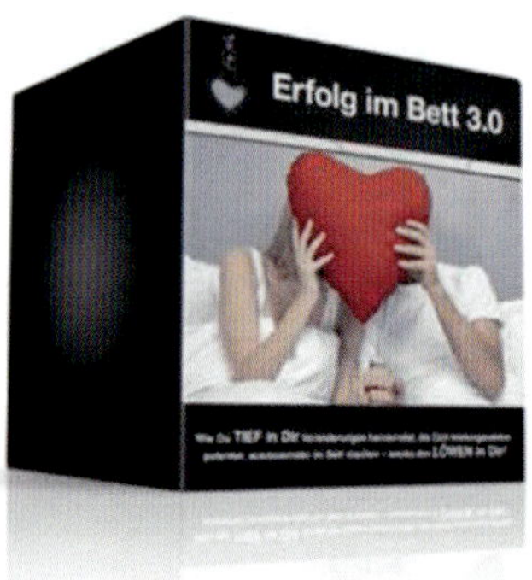

Möchtest Du, dass ich Dir persönlich dabei helfe, ohne Chemie starke, harte und lange Erektionen erhalten zu können?

Ich suche nach 10 Männern, mit denen ich persönlich daran arbeiten möchte, steinharte Erektionen wie auf Knopfdruck zu bekommen... und das ganze sogar vollkommen kostenlos!

Wie das Ganze funktioniert:

Als erstes werde ich Dir persönlich dabei helfen, Techniken und Übungen zu entwickeln, die es Dir sofort erlauben, Deine Durchblutung im Penis und damit Deine Erektionen härter machen zu können.

Das heißt, dass Du Dir jede Menge Kopfschmerzen, Bluthochdruck, Herz-Kreislaufprobleme ersparen wirst, was nur drei einfache Nebenwirkungen von chemischen Tabletten sind – und Deine Gesundheit ist bekanntlich das wertvollste, was Du besitzt.

Das bedeutet, Du wirst nicht nur natürliche Erektionen erhalten können, sondern zu 100 % sicher Deine Partnerin glücklich machen können, was Du schon immer wolltest!

Wie auch immer, ich werde Dir den Großteil der Arbeit einfach abnehmen, indem ich Dir die exakte Strategie verrate, wie auch Du Deine Erektionen in den Griff bekommen kannst, nie mehr wieder Versagensangst haben wirst und wie Du es packst, Deine Partnerin endlich wieder zu befriedigen.

Klicke dazu einfach auf folgenden Link:

http://david-emmerich-coaching.com/kostenloses-telefonat

BILDQUELLEN

Titelbild: privat

Seite 9 / © Rido 121796292 / © fotolia.com

Seite 10 / © wattanaphob / 169021552 / © fotolia.com

Seite 13 / © chamillew / 47127193 / © fotolia.com

Seite 15 / © nito / 66758424 / © fotolia.com

Seite 17 / © stadtratte / 175012793 / © fotolia.com

Seite 21 / © Kaspars Grinvalds / 126615737 / © fotolia.com)

Seite 24 / © barbulat / 124587698 / © fotolia.com

Seite 25 / © evgeniyjm / 121269631 / © fotolia.com

Seite 27 / © lassedesignen / 110859597 / © fotolia.com

Seite 29 / © yaho / 95759026 / © fotolia.com

Seite 32 / © ambassador806/ 77251851 / © fotolia.com

Seite 33 / © PhotoSG/ 42473268 / © fotolia.com

Seite 35 / https://commons.wikimedia.org/wiki/File:Tabernanthe_iboga_bark_powder.jpg

Seite 36 / © frank29052515 / 192162909 / © fotolia.com

Seite 37 / © pilipphoto / 100972771 / © fotolia.com

Seite 38 / © ratmaner / 132394611 / © fotolia.com

Seite 39 / © Pixelot / 34739627 / © fotolia.com

Seite 42 / © Ildi/ 31990329 / © fotolia.com

Seite 43 / © foxyliam / 143680452 / © fotolia.com

Seite 43/ © EcoView / 121630053 / © fotolia.com

Seite 44 / https://commons.wikimedia.org/wiki/ File:L-Arginin_-_L-Arginine.svg

Seite 45 / © psdesign1 / 104113030 / © fotolia.com

Seite 46 / © suradech_k / 120939817 / © fotolia.com

Seite 47 / © marilyn barbone / 101460208 / © fotolia.com

Seite 47 / © Stephan von Mikusch / 33697736 / © fotolia.com

Seite 48 / https://de.wikipedia.org/wiki/Elfenblumen#/media/File:Epimedium_grandiflorum_var_thunbergianum2.jpg

Seite 49/ © jurgal / 141411788 / © fotolia.com

Seite 50 / © svetlana_cherruty / 188180536 / © fotolia.com

Seite 51 / © photocrew / 151273090 / © fotolia.com)

Seite 53 / © Marco2811 / 71612537 / © fotolia.com)

Seite 55 / © ogustudio / 67904622 / © fotolia.com

Seite 56 / © donatellasimeone / 51399135 / © fotolia.com

Seite 62 / © Comugnero Silvana / 43926520 / © fotolia.com

Seite 63 / © Peteers / 88811376 / © fotolia.com

Seite 64 / © Eddie / 50724755 / © fotolia.com
Seite 65 / © fudio / 76998468 / © fotolia.com
Seite 66 / © Bogdan Wankowicz / 76293728 / © fotolia.com
Seite 67 / © Martin Rettenberger / 55438916 / © fotolia.com
Seite 69 / © Dar1930 / 145759134 / © fotolia.com
Seite 70 / © AC Schnitzel / 52625358 / © fotolia.com
Seite 72/ © pixgo / 139679912 / © fotolia.com
Seite 73 / © Inga Nielsen / 18432726 / © fotolia.com
Seite 74 / © timolina / 126552151 / © fotolia.com
Seite 75 / © Martin Rettenberger / 114253616 / © fotolia.com
Seite 76 / © pilipphoto / 134754250 / © fotolia.com
Seite 78 / © dusk / 62252923 / © fotolia.com
Seite 79 / © bit24 / 73599286 / © fotolia.com
Seite 80 / © Liv Friis-larsen / 3474375 / © fotolia.com
Seite 82 / © vitals / 170806008 / © fotolia.com
Seite 83 / © FomaA / 121693285 / © fotolia.com
Seite 84 / © philip kinsey / 86254598 / © fotolia.com
Seite 86 / © st-fotograf / 38116216 / © fotolia.com
Seite 87 / © ExQuisine / 90982779 / © fotolia.com
Seite 88 / © A_Lein / 75356808 / © fotolia.com
Seite 89 / © losinstantes / 189929126 / © fotolia.com
Seite 91 / © Vitalina Rybakova / 85757408 / © fotolia.com
Seite 91 / © aidart / 81803960 / © fotolia.com
Seite 92 / © HandmadePictures / 89411553 / © fotolia.com
Seite 93 / © Printemps / 162856393 / © fotolia.com
Seite 94 / © Zerbor / 64281586 / © fotolia.com
Seite 95 / © pilipphoto / 139460703 / © fotolia.com
Seite 96 / © gameboyfoto / 195172241 / © fotolia.com
Seite 97 / © K.-U. Häßler / 76976598 / © fotolia.com
Seite 98 / © rangizzz / 40731017 / © fotolia.com
Seite 109 / © Rido / 119420847 / © fotolia.com
Seite 112 / © Mirko / 111423493 / © fotolia.com
Seite 113 / © shpilka_vm / 78503809 / © fotolia.com
Seite 115 / © contrastwerkstatt / 66658385 / © fotolia.com